エッセンシャル 看護情報学

2024 年版

太田勝正 編著
前田樹海

医歯薬出版株式会社

＜執筆者一覧＞

●編　集

太田　勝正　東都大学沼津ヒューマンケア学部学部長・教授

前田　樹海　東京有明医療大学看護学部教授
　　　　　　東京有明医療大学大学院看護学研究科看護情報・管理学分野教授

●執　筆（五十音順）　　○印：章担当責任者

板井孝壱郎　宮崎大学大学院医学獣医学総合研究科生命医療倫理学分野教授
　　　　　　宮崎大学医学部附属病院中央診療部門臨床倫理部部長

宇都由美子　鹿児島大学病院医療情報部特任教授・部長（兼）特命副病院長

○太田　勝正　編集に同じ

亀井　智子　聖路加国際大学大学院看護学研究科教授

佐原　弘子　椙山女学園大学看護学部教授

○瀬戸　僚馬　東京医療保健大学医療保健学部教授

○前田　樹海　編集に同じ

眞弓　尚也　東京医科大学医学部看護学科講師

望月聡一郎　人間総合科学大学保健医療学部看護学科教授

○横田慎一郎　東京大学医学部／大学院医学系研究科講師
　　　　　　東京大学医学部附属病院企画情報運営部副部長
　　　　　　東京大学医学部附属病院病歴管理部部長

This book is originally published in Japanese
under the title of :

ESSENSHARU KANGOJOUHOUGAKU
(Essentials of Nursing Informatics)

Editors :
OTA, Katsumasa, RN, PhD
　Dean/Professor, Faculty of Human Care at Numazu,
　Tohto University
MAEDA, Jukai, RN, PhD
　Professor, Graduate School of Nursing/Faculty of Nursing,
　Tokyo Ariake University of Medical and Health Sciences

© 2006　1st ed.
© 2024　6th ed.

ISHIYAKU PUBLISHERS, INC.
　7-10, Honkomagome 1 chome, Bunkyo-ku,
　Tokyo 113-8612, Japan

改訂（2024年版）にあたって

　毎年，多くの看護基礎教育課程で本書を採用いただいていることに，謹んで感謝申し上げる．依然として，保健師助産師看護師学校養成所指定規則や文部科学省の「看護学教育モデル・コア・カリキュラム」のなかに「看護情報学」は明示的に位置づけられていないが，教育の必要性について教育現場の理解が進んできている証拠だと理解する．

　さて，世のなかはすでにDX（デジタルトランスフォーメーション）からVX（バーチャルトランスフォーメーション）へと，その先を見通した取り組みも進んでいるが，医療においては2022年9月にスタートした国の「医療DX令和ビジョン2030厚生労働省推進チーム」の会合も2023年8月に第4回を数え，マイナンバーカードと健康保険証の一体化の加速や電子カルテ情報の標準化などに向けたロードマップ[1]が精緻化されるとともに，国民の健康増進や切れ目のない質の高い医療の提供に向けた医療分野のデジタル化を通じた，保健・医療情報（介護含む）の積極的な利活用へと向かっている．そのための技術的な規格としてHL7 FHIR（5-2-2参照）の導入が図られ，一方ではRWD（リアルワールドデータ）という医療ビッグデータの収集も始まっている．そのような改革のなかで，看護としても当然，より多くの価値ある情報の収集と活用が求められている．

　このような変革の流れの予兆は，すでに多くの医療機関で始まっていた．たとえば本書初版が刊行された2006年頃に10%程度であった一般病院の電子カルテ導入率は2020年には57%（400床以上では91%）と4倍以上に増加し，今や電子カルテは当たり前の病院システムになっている．そのため，本書も「医療情報システム」の章のなかで，初版では11ページを割いていた「電子カルテ」の項について，第3版（2020年）以降は4ページに圧縮し，電子カルテの本質にかかわる内容に絞っている．章全体としても，システムの具体的な説明からシステムの意義や情報活用に焦点を当てて構成し直している．

　今回の改訂では，個人情報の保護に関する法律および関連ガイドラインに関する内容の更新はもとより，医療情報システムの安全管理に関するガイドラインの改定に伴う説明の追加を行った．また，ICNP（看護実践国際分類）については，昨年の改訂版でICNPのSNOMED CTへの統合（2021年9月）に伴う内容と構成の見直しを行ったが，直近のICN2023年大会における最新情報を基に，SNOMEDインターナショナル非会員国における利用法について加筆した．上記のFHIRや今日大きな話題となっているChatGPTなど，最新の話題についても説明を追加した．

　看護の現場におけるDXあるいはその前のICT化は保健医療のなかでまだ遅れていると言わざるを得ない．しかし，新しい情報関連知識を学ぶ前にはその基礎についての理解が大切である．本書を通じて「情報とは」から始まる看護情報学の知識をしっかりと学んでいただき，看護の質と安全の確保とともに，創造的に看護を発展させるための看護情報学の知識を深めていただくことを期待する．

文献
1）厚生労働省：第4回「医療DX令和ビジョン2030」厚生労働省推進チーム資料　医療DXの推進に関する工程表（概要）．
　　https://www.mhlw.go.jp/content/10808000/001140172.pdf（2023.11.14参照）

　　　2023年11月

太田勝正

● はじめに（第1版）

　看護は，情報なしでは成り立たない．電子カルテなどを中心とする情報の電子化，ネットワーク化の急速な普及とともに，看護が取り扱う情報は膨大になってきているが，どんな情報をどうやって入手し，それを日々の看護にどのように活用していったらよいだろう．その問題に取り組むのが看護情報学であり，看護の質や効率の向上のために必要な情報を，タイムリーにわかりやすく提供するのが，看護情報学の実践の大きな柱である．

　看護情報学という看護の専門分野が看護の中に確立して，まだ日は浅い．わが国においては，教育体制もまだ十分に確立していない．そのような中で，看護基礎教育において体系的に看護情報学を教育するための標準テキストが求められていた．本書は，看護系の4年制大学において徐々に普及してきている1単位8コマの「看護情報学」の授業を想定し，その枠組みの中で展開できるように内容を編集した．

　第1章では，看護情報学という専門領域とその専門から求められる基本的な知識，技術について，第2章では，看護に情報を活用するために必要なコンピュータリテラシーと情報リテラシーの学び方について，第3章は，看護が取り扱う情報の特徴について，第4章は，情報を取り扱う際の倫理的問題と基本的な倫理的態度について，第5章は，医療情報システム，電子カルテの特徴とシステム導入の際のポイントについて，第6章は，地域・在宅看護における情報の活用とそれを支えるシステムについて，第7章は，看護が何をしているのかを具体的に示すために不可欠な看護用語の標準化について，そして第8章は，看護情報学のこれからの方向や課題などについてまとめた．それぞれの章の始めには，学習目標が示され，また，主要な項目ごとに学習上のポイントを示している．

　執筆陣は，さまざまな分野で活躍している次代を担う看護教育者，看護情報学の専門家，臨床看護実践者で構成している．章ごとに責任者を決め（執筆者一覧の○印参照），それぞれの専門から，最新の内容をわかりやすくまとめている．とくに小林先生には，担当の章以外に全体の構成や執筆陣について貴重な助言をいただいた．また，医歯薬出版の編集担当者各位には，本書の完成に向けて忍耐強く，原稿の収集，整理をして頂き，感謝している．

　情報をただ集めるだけなら，それほど難しくはない．しかし，やみくもに集めた情報から得られるものはわずかである．必要な情報を目的に応じて収集し，看護に活かしていくためには，看護情報学に基づく情報のとらえ方，取り扱いが不可欠である．そのためには，看護基礎教育課程において，きちんとした看護情報学の教育を行う必要がある．本書が，そのための教科書として，また，卒後の継続教育や自己学習の教材として活用され，豊富な看護の情報が，より質の高い看護の実現に活かされることを期待している．

2006年4月

太田勝正

Contents

第6章　看護における情報システムの活用例
【太田勝正】 *133*

6-1　地域看護における情報システムの活用例 ―遠隔看護（テレナーシング）
（亀井智子） *133*

6-2　病院看護における情報システムの活用例
（宇都由美子） *145*

第7章　コラム集 　　　　　　　　　　　　　　　　【太田勝正】**166**

カバーデザイン：明昌堂

第1章 看護情報学をなぜ学ぶのか

　厚生労働省の委員会によってまとめられた「看護基礎教育検討会報告書」には，今回（第5次）の保健師助産師看護師学校養成所指定規則の改正にあたって，情報通信技術（ICT）を活用するための基礎的能力やコミュニケーション能力の強化に関する内容を充実することが盛り込まれた．そのために，3年課程のカリキュラムでは「基礎分野」が1単位増加となっている[1]．たしかに，医療に限らず新たな価値を生み，その信頼性と安全性を高めるためには，いままで以上に多くの情報を集め，解析し活用することが不可欠である．そのためには，ICTの活用が前提であり，看護基礎教育においてもそのための教育が求められたのだろう．しかし，報告書のなかの指導ガイドライン改正案には，医療現場や教育機関でのパソコンやタブレット型端末等の活用，遠隔診療・保健指導の導入，医療機器の高度化，そして業務支援システム等における情報通信技術（ICT）の活用という文言が示されるのみであり，ICTを活用するための基礎的能力を養う教育がどのようなものか，具体的にどのような内容が必要かについては示されていない．あえて言えば，パソコンやタブレットなどを通じたコンピュータリテラシーの育成を強調するにとどまり，情報リテラシー，情報倫理など，医療専門職者の一員として不可欠となる看護情報学の基盤についての重要性が十分に認識されていないことが懸念される．

　また，「大学における看護系人材養成の在り方に関する検討会」（2011）[*1]の最終報告では，「根拠に基づいた看護を提供する能力」を20の看護実践能力のひとつとして位置づけて，安全で効果的なケア，そして，批判的思考を活用した信頼できる臨床判断と意思決定能力の育成を求めている．しかし，どうやってそのための情報を集めればよいのか．そもそも，看護に活かすための情報はどこに，どのように記録，保存されているのか．自分たちは，どのような記録をつくればよいのか．情報の電子化・システム化が進むなかで，自分たちは情報の単なるユーザでよいのか．使いやすい情報システムの要件は何であり，役に立つ情報を記録し，安全に活用するためにどのような注意や対策が必要なのかなどについて，具体的な教育上のカリキュラムが示されていない．そのせいか，情報処理などの科目を配している教育機関は多いが，統計学やコンピュータリテラシー教育など，パソコンなどのICTの使い方にとどまるものが多く，それらを正しく使い，価値ある情報を生み出すための情報リテラシーや情報倫理に関する教育については必ずしも十分ではないように見受けられる．看護情報学を説く本書は，ICTの活用のためのハウツー本ではない．看護が扱う情報をより価値のあるものにし，それを実習のみならずその後の臨床実践のなかでどのようにシステ

[*1] 大学における看護系人材養成の在り方に関する検討会（2021.9.30）：https://www.mext.go.jp/b_menu/shingi/chousa/koutou/40/toushin/__icsFiles/afieldfile/2011/03/11/1302921_1_1.pdf

1

ム化すればよいのかなどを看護情報学の視点から示すものである.

　看護情報学は，わが国ではまだ科目として明確に位置づけられていないが，米国などでは，すでに看護におけるひとつの専門領域として確立しているものであり，独立した科目となっている．本章では，まずこの「看護情報学」というものが看護のなかのどのような専門領域なのかを理解し，何を学んで行かなければならないかについての方向を見定めてもらいたい．看護情報学を体系的に学ぶことによって，看護情報の真の意味がわかり，将来の看護実践にそれを活用できるようにするための知識と技術の基盤が身につくことを期待する.

1–1　看護情報学とは

この項目で **学ぶ** こと	●看護情報学という専門分野が，なぜ，看護で求められたか. 　・看護情報学の誕生の経緯と定義 ●看護情報学が看護師に求める知識，能力とは. 　・看護師の役割やポジションに応じて求められる知識，能力について

1-1-1　看護情報学の誕生と定義

Essential Point	<u>看護情報学という用語の誕生と定義の発展</u> ●ショールズとバーバーの定義 ●グレーブスとコーコランの定義（1989） ●米国看護師協会（ANA）の定義（1992） ●米国看護師協会（ANA）の定義（2022）

　「看護情報学」，英語で "nursing informatics" という言葉は，いつから用いられたのだろうか．それはどのような学問上の専門性を含んでいるのだろうか.

　サカット（Sackett KM）らによれば，「看護情報学（nursing informatics）」という用語は，1980 年に東京で開催された第 3 回医療情報学国際会議（MEDINFO'80）において**ショールズ（Scholes M）とバーバー（Barber B）**によって最初に定義され，用いられたとされている[2]．ただし，その時の定義は「看護情報学は，看護サービス，看護教育，看護研究など看護のあらゆる分野におけるコンピュータ技術の適用である」[3]と，単にコンピュータ技術を看護で利用することに着目したものに過ぎなかった．なお，その 4 年後に，ボール（Ball MJ）とハンナ（Hannah KJ）が，医療情報学の一部として看護情報学をとらえ，医療情報学の定義をもとにして「ヘルスケア提供者による患者ケアの意志決定にかかわるさまざまな情報技術」という定義を示した．後にハンナは，この定義に看護情報学の多少具体的な役割を付け加えて「患者のケア，医療施設の管理あるいは教育準備のために情報技術を何らかのかたちで用いること」としたが，初期の看護情報学の定義は，このように情報技術の側面に着目したものが多かった[3].

　一方，看護情報学を概念からとらえた定義が，**グレーブス（Graves JR）とコーコラン（Corcoran S）**によって示された（1989年）．「看護実践および看護ケアの提供の支援を目指して，看護のデータ，情報，そして知識の管理と処理を手助けするようにコンピュータ科学と情報科学と看護学を組み合わせたもの」という定義であり，これは，従来の単なる情報技術の利用というとらえ方を超えて，情報と知識の関連に触れるなど，看護情報学の定義に情報科学の基礎的な概念を取り入れ，保健医療分野における看護情報学の位置づけや専門性をより明確にするのに役立ったと言われている [4]．

　なお，このグレーブスとコーコランの定義が示された1990年前後は，自分たちを情報技術の専門家として位置づける看護職が少しずつ増えてきた時期であった．そのようななかで，1992年に**米国看護師協会（American Nurses Association：ANA）**は看護情報学を看護のなかのひとつの専門領域として位置づけ，前述の定義に看護情報学を自らの専門として担う看護職（看護情報スペシャリスト）の役割を組み込んで，「看護情報学とは，看護学とコンピュータ科学および情報科学を統合する専門分野であり，看護実践，看護管理，看護教育，看護研究，そして看護の知識の発展に資するためのデータおよび情報の特定，収集，処理，管理を行う専門領域である」[5]という定義を示した．なお，看護情報学が看護の一専門分野として位置づけられたということは，看護管理や看護教育などと同じように，看護実践を支えるひとつの専門領域として看護情報学が成立したことを意味する．

　看護情報学の定義と概念は，その後も多くの研究者等によって検討されてきた．ひとつには，それまで看護師等の意思決定支援を主たる目標としていた看護情報学について，患者自身の意思決定への参画，そのために患者への一方通行的な情報提供から患者との情報共有，双方向のやりとりへと発展させることの重要性を示すべく「コミュニケート」という概念が加えられた．さらには，データ，情報，知識に「知恵（wisdom）」を追加して，たとえば看護情報学によって促進される意思決定支援において，複数の選択肢の単なる提供から対象や状況に応じたベストの選択肢の提示へと発展させるなど，看護情報学の将来の可能性まで展開していった．なお，知恵とは，人にかかわる問題を処理し，解決するための知識の適切な使い方のことである [6]．

　ANA（2022）による看護情報学の最新の定義は，「データを必要な情報に変換し，テクノロジーを活用して，健康とヘルスケアの公平性，安全性，質，成果を向上させる専門分野である」となっている [7]．なお，この定義の背景には，図1-1に示すANAの以前の定義（ANA, 2015）の中の「看護学と多様な情報処理関連の科学の統合」という概念があり，情報処理関連科学の例として示されたコンピュータ科学，認知科学などを駆使しながら，健康とヘルスケアのために必要な情報を得て，それを看護としての実践に役立てることを目指していると考えられる．

　このように，看護実践においては，たとえば病院情報システムをどのように利用，活用すればよいのかに関心があるのに対して，看護情報学は，そのような情報システムを安全で効果的に，高い質と価値を保てるように，どのように設計・開発し，運用・評価していくのかに主眼が置かれている [8]．

図 1-1　ANA（2015）に示された定義に基づく概念図

多様な情報処理関連科学

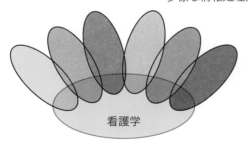

看護学

　看護実践におけるデータ，情報，知識および知恵を特定し，定義し，管理し，コミュニケートするために，看護学と多様な情報処理関連の科学を統合する専門分野（ANA, 2015）

　※情報処理関連科学の例として，コンピュータ科学，認知科学，専門用語と分類学，情報管理学，図書館学，解釈学，文書館学，数学など

1-1-2　看護師に求められる看護情報学の知識，能力

Essential Point

● すべての看護師に看護情報学の知識，能力が求められている．
● 看護教育のレベルに応じて，看護情報学に関するカリキュラムの導入が必要である．
● 看護情報学の知識と能力は以下の 3 つに区分される．
1）コンピュータリテラシー（computer literacy）
2）情報リテラシー（information literacy）
3）専門性の開発とリーダーシップ（professional development/leadership）

　看護情報学に基づく実践を行うためには，どのような専門知識・技術が求められるだろうか．米国看護師協会は，この問いにつねに向き合ってきた．看護が扱う情報は膨大であり，それを提供する情報システムも高度化し複雑さを増してきている．以前の米国看護師協会の指針では，看護情報学の能力は初心者ナースに求められるもの，ベテランナースに求められるもの，そしてより高度な教育を受けた看護情報スペシャリスト[*2]に求められるものの 3 つに区分して示されていた．2008年版の指針ではこれらを（1）初心者ナース，（2）ベテランナース，（3）看護情報スペシャリスト，および（4）看護情報学の開拓者（イノベータ）の 4 つに再区分し，それぞれの役割に応じて求められる能力を（a）**コンピュータリテラシー**（computer literacy: コンピュータなどの用具を使いこなすための能力），（b）**情報リテラシー**（information literacy: 必要な情報を入手し，与えられた課題に答えるための情報を特定し，評価を行い，情報を整理・統合していく能力），（c）**専門性の開発とリーダーシップ**（professional development/leadership: より倫理的で安全で適切な取り扱いと管理のために求められる能力）の 3 つの柱から提示した[9]．すべてのナースに求められる基本的な能力の詳細について表 1-1 に基本的な 4 つの能力を，初心者ナースという立場で求められる具体的な能力を表 1-2 に示す．なお，2015 年に改定された指針では，学部レベル，修士レベル，博士レベルの**どの段階でも看護情報学に関するカリキュラムの導入が必要**であることが示されていた

[*2] 看護情報スペシャリストとは，修士以上の学位（できれば看護学修士）を有し，情報科学，看護理論および看護実践についての十分な知識をもち，情報処理についてのある程度の実務経験があり，看護処理に関する上級レベルの技術を有する看護の専門家である[10]

表 1-1 | すべてのナースに求められる 4 つの基本的な能力

1) 患者のケアに関するデータを特定し，収集し，記録できること
2) 患者情報，看護情報を分析し，看護計画に役立てていくこと
3) 看護実践用のシステムを実際に利用できること
4) 患者・患者情報のプライバシーや守秘義務を守れること，システムの安全を守るための基本的なセキュリティを守れること

表 1-2 | 初心者ナースに求められる 3 つの具体的能力

＜具体的なコンピュータリテラシー：7 項目＞
・コンピュータの管理
・コンピュータを通じた情報のやりとり（e メールなど）
・データへのアクセス
・文書の作成
・コンピュータを利用した教育の受講（e ラーニングなど）
・コンピュータを用いた情報のモニタリング
・基本的なソフトウェアの利用
＜基本的な情報リテラシー：3 項目＞
・新システム導入などに伴うシステムへの影響についての知識
・プライバシーとセキュリティについて
・コンピュータシステムに関する基本的な理解
＜専門性の開発とリーダーシップ：2 項目＞
・プライバシーとセキュリティに関する病院規則の理解
・患者の安全確保のための情報テクノロジーの利用（基本レベル）

が[11]，今回（2022年）の改定においても，看護教育のコアとなる内容を示した米国看護系大学協議会（American Association of Colleges of Nursing：AACN）の報告書[12] などを参照している．そのなかでは，これからの看護専門職としての役割を担うための能力のひとつとして情報学とテクノロジーを位置づけ，情報学の基本的能力があらゆる看護実践の基礎となること，そして看護教育カリキュラムへの取り入れが必要であることが示されている．

引用文献
1) 厚生労働省：看護基礎教育検討会報告書，2019.
   https://www.mhlw.go.jp/content/10805000/000557411.pdf（2021.9.22 参照）
2) Sackett KM, Erdley WS：The History of Health Care Informatics. Health Care Informatics – An Interdisciplinary Approach（ed. by Englebardt SP, Nelson R），p454, Mosby, 2002.
3) American Nurses Association：Scope and Standards of Nursing Informatics Practice. pp12–13, American Nurses Publishing, 2001.
4) 同掲書 pp14–15
5) 同掲書 pp15–16
6) American Nurses Association：Nursing Informatics: Scope and Standards of Practice, p1, Nursesbook.org, 2008.
7) American Nurses Association：Nursing Informatics: Scope and Standards of Practice, 3rd Edition. p3, American Nurses Association, 2022.
8) American Nurses Association：Nursing Informatics: Scope and Standards of Practice, 2nd Edition, p8, Nursesbook.org, 2015.
9) 前掲書 6) pp33–40

10) 前掲書 3) p12
11) 前掲書 8) pp37–38
12) American Association of Colleges of Nursing：The Essentials: Core Competencies for Professional Nursing Education, 2021.
https://nursing.byu.edu/Documents/academics/undergrad/EssentialAbilities–Document19.pdf （2022.8.26 参照）

1-2 情報とは

この項目で **学ぶ** こと
- そもそも情報とは何か，どんな特徴があるのかを理解し，看護における情報の取り扱いにおける問題を考えてみる．
- データと情報と知識との関係を理解する．
- 問題解決におけるデータの入手，知識による判断，そして意思決定のための情報の生成について，フローチャートで描けるようにする．

看護を行う際には非常に多くの情報を必要とする．看護は，本質的に情報集約，情報依存型の専門職だと言われ[1]，情報なしでは何をすることもできない．

たとえば，自分の受け持ちではない患者にはじめて接するときのことを考えてみよう（たとえば，担当外の患者から声をかけられた場合）．その患者の病名，症状，処方内容や処置の状況，いままで行われてきた検査の結果などをまったく知らなかったらどう対処すればよいだろう．いままでの経験や知識を基に，とっさに対応できることもあるだろうが，まず，患者の容体，処置や治療の状況などを観察し，もし，ベッドサイドで容体や治療の経過が把握可能ならしっかりと確認するだろう．さらに必要なら受け持ち看護師に確認したり，ナースステーションに戻って記録などを確認したうえで，安全性，緊急性などに十分配慮しながらはじめて必要なケアを提供するだろう．

このようにわたしたちは，ケアの提供の前にまず情報を入手し，アセスメントし，その結果に基づいてケアの計画を立てるという看護過程を無意識のうちに展開している．看護は，必要な情報に基づかないトライアンドエラーが許されない．まず，データ／情報，そしてそれに基づく計画，実践．これが基本的な看護の流れとなる．本項では，看護が手に入れる情報について，その本質，特徴を理解し，そのうえでそれらを活用していくための基本を理解する．

1-2-1 ウイナーによる情報の定義

Essential Point
- ウイナーが示す情報の本質
- 水 H_2O を例にすると，その元になっている酸素 O_2 や水素 H_2 を情報としてとらえること
- 伝えたい情報をよりはっきり伝えるための酸素と水素の関係

クロード・シャノン（Shannon C），ジョン・フォン・ノイマン（Neumann J）とともに情報科学の祖のひとりとされる**ノーバート・ウイナー（Wiener N）**は，情報と通信，予測と制御に関する

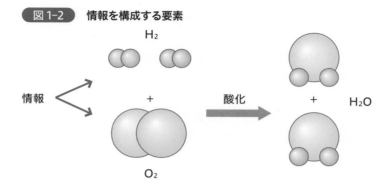

図 1-2　情報を構成する要素

サイバネティクス[*1] という理論を確立し，情報を「われわれが外界に適用しようと行動し，また，その調節行動の結果を外界から関知する際に，われわれが外界と交換するものの内容につけた名前」と定義している．その本質は「個人から個人へ伝達できるあるものを運ぶ（と考える）パターン」であり，「或る一つの物事のパターンは，例えば壁紙の模様のように空間的に拡がっていることもあり，あるいはまた音楽の曲のパターンのように時間的に分布していることもある」と説明している[2]．ウイナーは，このように情報を，それを構成する要素のレベルからとらえ，たとえば，図1-2 に示すように水素が燃えて（酸化して）水ができる時，**できた水 H_2O ではなく，その元となっている水素分子 H_2 や酸素分子 O_2 を情報**だとしている[3]．このとき，たとえば伝えたい情報（S：信号）を O_2，余計な情報（N：雑音）を H_2 とすれば，伝えたい情報をよりはっきり伝えるためには，O_2 を大きくするか，H_2 を小さくするしかないことがわかる．なお，この S と N の比（SN 比）は通信や音響の世界でより質の高い情報，音響の指標として用いられている．

Essential Point

● 手にする情報がどんな要素で構成されているのか？
● 文字化された情報（SOAP などで記録された情報）以外の情報の存在

　しかし，ここで示したウイナーの情報の定義は，そのまま看護に取り入れられ，看護情報のシステム化などに直接役立つものではない．だが，下記のように，日頃の看護で取り扱う情報をより根元的な単位（要素）から見直すことにより，普段は見逃しがちな情報の本質や特徴をとらえるきっかけとなるだろう．

・看護において扱われる情報，たとえば患者情報などを考えるとき，わたしたちはある程度まとまった複数の項目からなる情報の「セット」をイメージするかもしれない（入院時データベー

[*1] サイバネティクス
　世の中には，人が自分の力で自由に動かせる事物（いわば自分の手足の延長）と自分の力では変えられない事物とがある．そこで，後者（たとえば船乗りにとっては，気象とか海流とか）の過去から現在までの情報に基づいて，その今後の状況を予測し，自分の力で自由に動かせる事物（船乗りなら，舵の向きとかエンジンの出力とか）を適当に調整して，自分がしようとしている意図や目的をもっともうまく達成したいと思う．それを達成する方法をサイバネティクスという（鎮目恭夫：20世紀思想家文庫 11．ウィーナー．p32, 岩波書店，1983 に基づいて記述）．

ス，あるいは数日間のバイタルサインの測定結果など）．

・そのために，たとえば，何を収集したらよいのか，収集した情報をどのように記録すればよいのか，それをどのように看護に活かせばよいのかなどを見直さなければならないときに，複雑な「情報のセット」に目が奪われてしまい，個々の情報の意味や価値，情報の特徴などをしっかりととらえることを難しくする．

・患者から提供された情報，患者のアセスメント情報などについて，それらを構成する要素からとらえ直すことにより，情報のもつ意味や特徴などをより詳しく理解するのに役立つことが期待される．

　その一例を示す．患者の訴えは，まず，声として発せられ，空間を伝わってきた音の波としてとらえられる．その音の波によって伝えられる主たる情報は，基本的には単純なパターンであり，それを特定の文字で示すことができる．たとえば「ツ・ラ・イ（辛い）」などのように．しかし，患者の訴えには間合いや語調などがあり，それらも「ツ・ラ・イ」という音ともに伝えられているだろう．さらに，わたしたちが患者から直接訴えを聴く場合には，ベッドに横たわる患者の表情，顔色，容体などをはじめ，床頭台の散らかり具合や点滴やドレーンなどの器具類の状況といったさまざまな情報を一緒に受け取っているはずである．そのように患者の訴えには，単なる文字化される「言葉」以外に，さまざまな情報が含まれている．しかし，それをたとえばSOAP方式の看護記録の主観的データ（Sデータ）（1-3-2参照）として記録する場合には，文字化された情報以外は記録しないのが一般的である．わたしたちは，とらえているはずのさまざまな要素で構成されている情報の一部しか記録していない，あるいは，他者と共有できていない可能性がある（ドレーンの量や性状などは，別の客観的データとして記録されるかもしれないが）．このように情報の本質を見直せば，患者の主観的データの記録のあり方について見直すきっかけにもなるかもしれない．

1-2-2 データ，情報，知識について

　情報という用語は，1-2-1に示したウイナーの定義のように，構成要素（たとえば，水であれば水素，酸素の分子・原子）から，わたしたちが日頃の看護実践で扱う患者データベースのように多くの複雑な情報がセットになったものまで，さまざまなものに対して使われる．日常的な看護実践において，そのような用語の使い方でもとくに大きな問題はないかもしれない．

　しかし，それは広義の「情報」であり，「情報」という用語は，内容の複雑さと相互の関連性の程度によって，狭義の「情報」と「データ」とに区別できる．これに「知識」という用語・概念を加え，さらに，「知恵」という用語・概念を追加した定義を以下に示す[*2]．

・データとは，解釈なしで客観的に示される個々のもの

・情報とは，解釈され，整理され，構造化されたデータ

・知識とは，相互の関係が明らかにされ，多くの人に認められるように統合された情報

・知恵とは，人間に関する問題を処理し，解決するための知識の適切な用い方

[*2] データ，情報，知識の定義は，グレーブス（Graves JR）とコーコラン（Corcoran S）がブラム（Blum BL）の定義をもとに示したものを引用している[4]．知恵は，ネルソン（Nelson R）らの定義を引用している[5]．

　これらの定義を覚えることが大切なのではない．情報の活用を考える時，上記の定義に基づいてそれが情報なのか，単なるデータなのかを区別することに意味がある．たとえば，患者の午前中のバイタルサイン測定で 37.5℃ という結果が得られたとする．体温計が示した 37.5℃ という数値は，それだけでは「データ」である．一般成人の体温（腋窩）の正常（基準）範囲は 36℃ 台であるという「知識」によって，それが「微熱」だと解釈されて情報になる．ちなみに，体温の正常範囲というのは，多くのデータ，情報の関係から導かれた「知識」である．日常看護のなかでは，このようにデータを収集し，それを解釈して患者の状態についての情報を得るという行為が数多くある．したがって，この 2 つを区別することは，わたしたちが看護情報学的に何をしているのかを明確にすることにつながる．看護を実践するうえでは，このように得られたデータを解釈・判断するための多くの知識が必要であり，それを 4 年間（あるいは，3 年間）の看護基礎教育課程において学んでいるのである．

　さらに，身につけた知識の活用も行われている．たとえば，自分の受け持ち患者に中心静脈栄養が行われていれば，その事実（情報）とルート感染のおそれがあるという知識を基に，あなたは患者の体温を小まめにチェックするだろう．そのような知識の活用が，看護の「知恵」なのである．知恵はエキスパートナースの専売特許ではなく，限られた量の知識でも，それを適切に利用すれば立派な知恵となる．自らの看護実践（学生実習）を振り返って，自分がどのような知恵を働かせているかを一度振り返ってみるとよい．

　また別の角度から，データ，情報，知識および知恵の定義を見てみたい．これらの区別によって，わたしたちが使う情報システムの理解にもつながる．図 1-3 にはその概要を示した．電子カルテは，非常に複雑で膨大なデータ，情報を管理しているが，基本的には情報（処理）システムであり，データと情報の収集・記録，検索，表示などの処理を行うものである（一部に，検査結果の

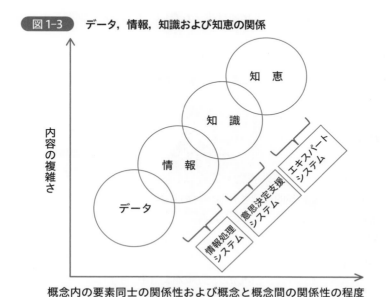

図 1-3　データ，情報，知識および知恵の関係

概念内の要素同士の関係性および概念と概念間の関係性の程度

（Englebardt SP, Nelson R（ed.）：Health Care Informatics – An Interdisciplinary Approach. Mosby, 2002, 図 1-4 および図 1-5 を参考に作成）

異常値を知らせるなどの付加機能があり，そこでは知識も使われている）．一方，それほど広く普及していないかもしれないが，たとえば看護診断支援システムのような意思決定支援システムは，集めたデータや情報を基に，看護上の知識やルール・基準に基づいた整理や判断を行い，それに即したさまざまな選択肢を提示することができる．ただし，提示された選択肢のなかからひとつを選択するための判断は利用者（ナースなど）によって行われる．意思決定支援システムは，データ・情報と知識を活用したシステムである．さらに，エキスパートシステムと呼ばれる AI（人工知能）を利用したシステムでは，看護の知恵を活用する．可能性のあるいくつかの選択肢のなかから最適なものを選ぶために，正しい選択能力を備えたナース（エキスパートナースなど）ならばどのような情報や知識を基にどのような判断を行って選択するのか，というアルゴリズムを組み込んだものがその一例で，複数の選択肢から最適だと判断されたものが自動的に提示される．AI 技術の急速な進化によって，より精度が高くより使いやすいシステムが期待されている．

　このように，これらの単純な 4 つの定義が，情報のシステム化を考えるうえで，何がどのように利用されているのかの概要を知る手がかりを与えてくれる．

1-2-3　マクドノウの情報の概念

　マクドノウ（McDonough AM）は，データと知識を基に，わたしたちがどのように意思決定のための情報を導いているかをわかりやすく示している．

　図 1-4 は，そのマクドノウの情報形成の概念をもとに，交差点を渡るかどうかの問題解決について，必要なデータとそのデータを判断する知識，そしてそこから導かれる情報の 3 つの関係に着目して示したものである．なお，図は，田崎の解説[6] を基に作図したものである．

　問題解決のための情報は，適切なデータがなければ生まれないし，いくらデータを集めてもそれを評価できる知識がなければ，やはり情報は生まれない．もちろん，問題そのものがなければ，問題解決のための情報は必要ない．

図 1-4　問題解決のための情報をどのように導くか ─データと情報と知識の関係─

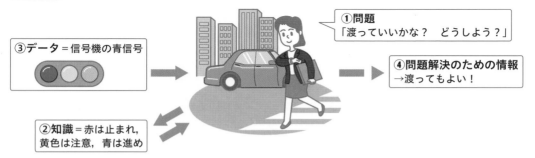

③データ = 信号機の青信号

①問題
「渡っていいかな？　どうしよう？」

④問題解決のための情報
→渡ってもよい！

②知識 = 赤は止まれ，
黄色は注意，青は進め

　「問題」は交差点を渡っていいかどうかということ．「データ」は信号のサイン．「知識」は「赤はとまれ，黄色は注意，青は進め」という交通規則についての知識だとする．
　交差点に差しかかった人には，そこを渡っていいかどうかの問題（①）が生じる．その人は，この問題の解決に必要な知識を検索し，「青は進め」という交通規則に関する知識（②）を思い出したとする．実際に，信号を見ると「青の点灯」というデータ（③）が得られ，その人は，交差点を渡っていいかどうかという問題に対して，自分の知識とそこで得たデータを結びつけることにより，「渡ってもよい」という情報（④）を導き出すことができる[6]．

このようにデータ，情報，知識をとらえれば，やみくもにカルテ上の情報を写しても（カルテ情報の転記には，個人情報の取り扱いという視点からも十分な注意が必要であり，第3章で解説する）よい看護計画は立てられないこと，そもそも看護についての基本的な知識がなければ，入手したデータを活かした看護実践はできないことなど，情報の活用という観点から看護をとらえることができる．

演習　**看護診断のプロセスをフローチャートで書いてみよう**

以下の2つの看護診断（看護上の判断）について，「データ」，「判断」と「知識」（判断の基準となる），そして導かれる「情報」の4つの要素で示すフローチャート（図に示す構成に当てはめて）で書いてみてください．

・例題1　問題：発熱状態について
（とくに問題となる疾患を有しない）患者の体温を測ったら体温計の指示値が37.5℃であり，微熱だと判断した．

・例題2　問題：便秘の有無について
その患者は，便が硬く，この1週間の排泄回数が2回であり，便秘だと判断した．

（解答例は21ページ）

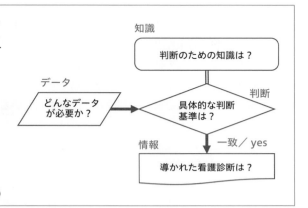

知識　判断のための知識は？

データ　どんなデータが必要か？

判断　具体的な判断基準は？

一致／yes

情報　導かれた看護診断は？

引用文献

1）American Nurses Association：Scope of Practice for Nursing informatics. p6, American Nurses Publishing, 1994.
2）ウイナー N〔著〕, 池原止戈夫〔訳〕：人間機械論：サイバネティックスと社会. p122, みすず書房, 1954.
3）田崎茂：基礎情報学—情報化社会への道しるべ—. p9, 共立出版, 2000.
4）American Nurses Association：Scope and Standards of Nursing Informatics Practice. pp5–6, American Nurses Publishing, 2001.
5）Nelson R：Major Theories Supporting Health Care Informatics. Health Care Informatics–An Interdisciplinary Approach (ed. by Englebardt SP, Nelson R), pp3–27, Mosby, 2002.
6）前掲書3）pp6–9
7）入來正躬, 土家　清・他：健常日本人の口腔温, 日本生気象学会雑誌, 25 (3)：163-171, 1988.
8）T. ヘザー・ハードマン, 上鶴重美・他〔編〕, 上鶴重美〔訳〕：NANDA-I 看護診断—定義と分類 2021-2023, 原書第12版, 医学書院, pp230-231, 2021.

1-3　看護におけるデータ・情報の特徴

この項目で**学ぶ**こと

●看護師が利用する情報にはどんな種類があるか．

●情報活用はどのような流れで行うか．

●看護師が行う記録はどのようなものか．

看護を学び始めた看護学生，または新人看護師がよく悩まされるのが記録である．なぜ記録で悩

むのだろうか．もちろん記録に決められたルールに不慣れなせいもある．しかし一番大きいのは，看護全般についての知識が足りていないからであろう．目の前にある情報をどのように活用したらよいかわからない．記録を書こうにも，情報の整理や分析もできない．記録には書く人の思考過程があらわれる．

しかし一方で，逆に記録に定められたルールが書く人の思考過程を決めるとも言える．ルールがあることにより，系統的にデータ・情報を収集し，それらが論理的に分析される．そのうえでこそ適切に看護ケアを計画・実施することができる．ルールに則って記録を書くことは自分の思考を整理するうえで役立つのである．

看護師は多くの情報に囲まれている．日々接する患者の言動，ほかの医療スタッフの記録，さまざまな検査の結果などなど．これらをうまく活用することがなければ，よい看護はありえない．よい記録とはこれらの情報をうまく活用しているものである．そして上手な記録はほかの人にも有効活用されていく．本項では，医療現場で看護師が接するデータ・情報の種類を紹介し，次いで，看護師がどのようにそれらを利用し，記録をしているかについて述べる．

記録に関してもうひとつ重要な観点は，それが行った看護を証明するものである，という点である．残念なことではあるが，医療現場は訴訟などの紛争に巻き込まれるリスクがある．また，法令により，医療機関は適切に医療・看護等が行われているか調査を受けなければならない．このとき，看護師が観察やケアを行っていたことを証明する一番大きな証拠は記録である．このように，記録は患者ケアに役立つだけではなく，自らを守るためにも大切である（第 7 章コラム 4 参照）．

1-3-**1** 看護師が接するデータ・情報

Essential Point

看護の情報源や医療情報システムが含んでいる情報は多岐にわたる．これらの情報を上手に利用することが質の高いケアを行ううえで大切である．以下の 2 つのデータの分類は看護でよく用いられるものである．

- **主観的データ**：患者自身の訴え．患者にしかわからない
- **客観的データ**：患者について第三者がとらえられるデータ

- **定量データ**：数値になっているもの
- **定性データ**：数値化されていないデータ

主観的データ・客観的データのどちらかがあればいい，定量データ・定性データのどちらかが優れている，などということはない．両方を総合的に判断することが求められる．

1. 看護の情報源

看護師はさまざまなやり方で情報を得ることができる．情報源については**表 1-3** にまとめた．このように看護師はさまざまなところから情報を得ることができる．有用な情報はカルテなどの書

表 1–3	看護の情報源

・患者から直接（バイタルサイン，身体診査，言動など）
・患者の家族から
・カルテ，画像検査（医療情報システム）
・他の医療スタッフから
・他施設，他組織の保健医療スタッフから

表 1–4	情報の性質

主観的データ……患者自身によって述べられることによりとらえられるデータ（例：患者の痛み，患者の好み）
客観的データ……第三者により直接とらえられるデータ（例：血圧，顔色，検査データ）

定量データ（量的データ）……数値化されたデータ（例：40℃，1 mm）
定性データ（質的データ）……数値化されていないデータ（例：暑い，悲しい）

かれた記録からだけでなく，人対人のコミュニケーションによって得られることが多いため，患者はもちろん，自部署内やさまざまな部署との良好なコミュニケーションが大切である．

2. 情報の分類

情報の分類はさまざまなものが考えられるが，ここでは看護に重要なものを2種類示した．情報の性質により活用の仕方は変わってくる（**表1–4**）．

患者は患者自身の体や心の不調を訴え，医療機関にやってくる．したがって，問題のはじまりは主観的データからなることが多い．さまざまな問診，検査は患者の訴えに基づいて選択される．医療者は主観的データのみ，客観的データのみに頼ることで，誤った判断に至る可能性が高くなる．アセスメントを適切に行うためには，主観的データと客観的データの両方を収集しなければならない．

定量データは，客観的データであることが多く，基準（正常）範囲なのか判断したり，比較を行ったりするためには便利である．しかし，看護師は多くの定性データに囲まれている．たとえば，患者の困難，喜びなどの言動は，数値化できない言葉によって表現される．このような言葉を酌み，ケアに生かすことは，看護師にとって大切なことである．

3. 医療情報システム

病院・診療所において蓄積されている医療情報には**表1–5**のようなものがある．看護師はこれらの情報がどこにあり，どのようにすれば取り出すことができるのかを知っておかねばならない．

以前はさまざまな職種によって生み出されるデータ・情報がばらばらの場所にあることが多かった．医療情報システムの導入により情報管理の一元化が容易に可能となり，居ながらにしてほとんどすべての情報が取り出せるようになった．しかし一方で，大量の情報からいかに自分に必要なものを効率よく選択するかについて習熟しなければ，情報の海におぼれてしまうであろう．

表 1-5　医療情報の例

患者データ
　　氏名
　　基本属性（例：氏名，性別，生年月日，住所）
　　既往歴・家族歴
　　患者・家族の訴えや言動
　　数値データ
　　　　ベッドサイドで測定されるもの（例：血圧，体温）
　　　　検査室で測定されるもの（例：血液検査，尿検査）
　　画像データ（例：X 線写真，超音波，MRI）
　　電気信号（例：心電図，筋電図）
医療者が作成する情報
　　医師，看護師，リハビリ訓練士などの医療スタッフによって作成された記録（所見，診断，処置
　　などを記したもの）
　　　　入院診療計画書
　　　　手術，処置などの同意書
　　　　サマリー
　　　　紹介状
オーダリング
　　検査，薬，食事，外来予約
会計
　　医療費の計算
管理
　　病床管理，看護師の勤怠管理，物品管理

1-3-2　情報の活用と記録

Essential Point

　看護師が作成する記録の主要なものに，POS とフローシートがある．
●POS とは看護過程に則った記録である．要素としてデータベース，問題リスト，計画，経過記録がある．
　　データベース：問題を抽出するための患者情報の集まり
　　問題リスト：看護的に解決が必要な事柄のリスト
　　計画：問題を解決するための計画
　　経過記録：計画を実施した記録
●フローシートは，起きた事実や行った治療ケアを経時的に記録するものである．

　看護師は上述した医療情報を利用するだけではなく，自らも記録を残す．何気ない患者・家族の言動が，看護を行ううえで重要なデータであるかもしれない．重要なデータであっても，誰かがそれに気を留めなければないも同然である．また，看護師が行った介入，ケアも記録として残す必要がある．だからといって，やみくもに整理しないまま多くのデータ・情報を記録として残すのは時間の無駄であるし，読む人にとっても迷惑なことである．看護師は意図をもって，情報を収集・整理しなければよい記録を書くことはできない．

　以下に，よりよいデータの収集方法，記録の方法について述べる．

1. 看護過程

「看護師が作成するデータ・情報」を具体的に述べる前に，看護過程について述べたい．看護過程とは，効果的なケアを患者に提供するための，筋道立った方法である．米国看護師協会による看護過程には次の6つのステップが含まれている[1]（表1-6）．看護過程における最後のステップである評価の際，必要があればほかの5つのステップに修正を加え，問題が解決するまで介入を続けることになる．

看護過程の例を次ページにあげる（表1-7）．

2. POS

看護過程は記録のルールを具体的に定めるものではないが，これと合致している記録方法としてあげられるのはPOS（第7章コラム3参照）である．つまり「看護過程の手段としてのPOS」である．図1-5はPOSのプロセスを図示したものである．POSでは4つの段階があり，患者の状態の変化に合わせて，情報が変更修正され，計画や問題リストが見直されるというプロセスをとる．

以下にPONR（problem oriented nursing record：問題志向型看護記録）で用いられる要素について述べる．

1）看護データベース（データベース，プロフィール）

この部分は看護過程における「アセスメント」の部分である．看護データベース（以下，データベース）は問題を抽出するための情報の集まりである．データベースの情報を患者からとるための質問紙は「アナムネ[*1]用紙」「看護情報質問紙」などと呼ばれ，入院時にこれに基づいてデータベースを作成することが多い．情報は患者からとる以外にも，「1-3-1看護師が接するデータ・情

表1-6　看護過程のステップ

アセスメント：看護師は患者の健康に関するデータを集め，分析する．アセスメントには身体的なデータや症状だけでなく，心理的・社会的データ，また生活面，経済面も含まれる．たとえば，病気になった場合には，身体的な変化や痛みが生じるだけでなく，仕事ができなくなったり，家事ができなくなったりするかもしれない．または，生きる意味が見出せなくなるのかもしれない．

診断（問題抽出）：看護師はアセスメントに基づいて問題抽出を行う．

目標設定：アセスメントや抽出された問題に基づいて，患者にあった目標を設定する．目標は具体的で，評価可能でなければいけない．目標は患者を主語とし，定量データで評価できることが望ましい．たとえば，「（患者は）病棟を3周休まず歩行することができる」．

計画：目標を達成するための計画を立案する．計画は具体的で，他のスタッフが読んでも同じように実施できるように記述される必要がある．可能であれば，目標や計画は患者と共有することが望ましい．

実行：計画を実施する．実施した内容，患者の反応は記録として残す．

評価：看護師は目標に向けた患者の進捗，計画の効果を定期的に評価し，必要に応じて計画等の見直しを行う．

（看護過程のステップについては，次項「2．POS」のステップも参照のこと）

[*1] アナムネ：「病歴」を表すドイツ語 Anamnese（アナムネーゼ）より転じたことば

表 1-7　看護過程のステップ

看護過程の ステップ	看護の内容	注釈
アセスメント①	A さんは脳梗塞で入院中. 電子カルテより情報収集した際, 便が 5 日間出ていないことに気づく.	情報は, 書かれていても解釈されなければ, なかったのと同じである.
アセスメント②	そこで, 患者の元へ行き, おなかの調子について尋ねる. すると, 最近排便がなく, 腹部膨満感, 食欲不振があることを訴える.	排便回数という客観的データだけではなく, 患者の直接の訴えを聴き, 主観的データを収集する.
アセスメント③	そのうえで, フィジカルアセスメントを行う. すると腹部に張りがあり, 摘便を試みると直腸内に固い便が充満していた.	主観的データとともに, 客観的データをさらに収集する.
アセスメント④	食事摂取量の記録によれば, いつもは全量摂取していたが, 最近食事摂取量が落ちている.	患者の食欲不振の訴えがあったため, 電子カルテの情報で再確認する.
アセスメント⑤	A さんは麻痺があり, 理学療法士と訓練をする以外はベッドに臥床していることが多い.	上記アセスメントに関連した情報を追加する.
診断 (問題抽出)	脳梗塞により運動が不足していること, 腹圧がかけられないことが関連した便秘と分析した. また, 便が固いことも問題を助長していると考えられた.	収集したデータおよびそれから導かれた情報をもとに行ったアセスメントの結論として「便秘」という看護診断名をつけた[2]. アセスメントの結論を記述するための看護師同士の共通言語である看護診断名をつけることにより, この患者の経験している状況を看護師同士で間違いなく共有することが可能になる. 蓄積された患者情報およびいままでの看護の知識を検索し, 参照することによって, 信頼性のある看護診断が可能となる.
目標設定	「少なくとも 3 日に 1 回は排便がみられ, A さんがおなかの張りを訴えない」と設定を行う.	数値目標を入れ, 評価しやすいかたちが望ましい.
計画	水分摂取と離床を勧める. 日々の水分摂取量・運動量は A さんと相談のうえ決定する. また, 医師と相談し, 下剤について検討する.	蓄積された患者の情報およびいままでの看護の知識を検索し, 参照することによって, より信頼性のある看護計画が立てられる.
実行	患者とともに具体的な水分摂取量, 運動量の目標を決め, 患者は毎日 1 L の水分摂取を行い, 午前と午後に病棟 1 周ずつの歩行訓練を行っている. また, 医師と相談し, 便を軟らかくする薬を処方してもらうこととなり, 適切な下剤の服薬管理を行った.	実施した看護および相手の反応が記録・蓄積される.
評価	便は 2, 3 日に 1 回出るようになり, それとともに患者もおなかの張りを訴えることはなくなった. 計画は終了することとし, 患者には引き続き水分摂取, 運動を励行するよう話した.	看護問題ごとに実践した看護の結果を, 設定した目標に照らし合わせて評価する. 望ましい結果が得られなかった場合は, 新しく得られた情報をふまえつつ, アセスメント〜実行に至る過程を見直す必要がある.

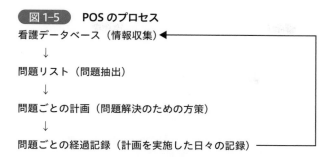

図 1-5　POS のプロセス

看護データベース（情報収集）◀
　　　↓
問題リスト（問題抽出）
　　　↓
問題ごとの計画（問題解決のための方策）
　　　↓
問題ごとの経過記録（計画を実施した日々の記録）

報」で説明したように，さまざまなところから得られる．

　データベースのなかには，主として患者氏名，性別，生年月日，現病歴，既往歴，家族構成，家族歴，身長，体重，ADL，ライフスタイルなどが含まれている．データベースには，ゴードンの 11 の機能パターンやヘンダーソンの 14 項目を枠組みとして利用したものが多くみられる．ここで注意したいのは，データベースをすべて埋めなければいけないという誤った考え方である．データベースとは，単なる情報収集の枠組みである．したがって，情報収集をしながら，同時に情報を解釈し，問題がありそうな部分について掘り下げていく．

2）問題リスト（看護問題，看護診断）

　この部分は看護過程における「診断」の部分である．データベースの作成では，問題の所在を確かめながら情報収集した．この情報収集の結果を基に問題リストを作成する．問題リストにあげられる問題の名前にはゴードンや NANDA-I の看護診断ラベルが用いられることが多い．

3）計画（看護計画）

　この部分は看護過程における「目標設定」と「計画」の部分である．POS では問題リストにあげた問題ごとに計画が立てられる．したがって，問題リストに問題が 3 つあれば，計画は 3 つに分けて立てる．目標や計画は収集した情報より，個々の患者に合った適切なものを設定する．計画は観察計画，ケア計画，教育計画に分けて書かれることが多い．

4）経過記録

　この部分は看護過程における「実行」と「評価」の部分である．PONR では，経過記録は SOAP の形式で書かれる．**SOAP** は，**主観的データ（subjective data）**，**客観的データ（objective data）**，**アセスメント（assessment）**，**プラン（plan）** の 4 つの頭文字をつなげたものである．SOAP は，計画と同様，問題リストにあげた問題ごとに分けて書く．

　主観的データは，患者の自覚症状，患者の希望など，患者本人からしかわからない情報である．たとえば，自覚症状としては痛み，吐き気などがあげられる．患者の好みとしては食べ物，治療の選択などがある．一方，客観的データとは，体温，血圧，体重，検査結果など，患者以外の第三者によって直接とらえることができるものである．また，O にはすでに行われたケアや指導も含まれる[3]．アセスメントでは S と O に基づいて何が考えられるのかを書く．たとえば，問題は解決

表 1-8 **SOAP の例**

9/12
#1 便秘
S：便が出てすっきりしました．食事時に水分を摂ろうと思っているんだけど，おなかがいっぱいになってしまって．
O：本日 3 日ぶりに便がどんぶり 1 杯程度あり．便性状はやや硬め．水分は 1 日 500 mL 摂取で，目標には届いていない．運動については，朝晩売店に出かけている．腹部の張りは軽減している．
A：運動計画は守られているが，便が硬めのため，目標の水分摂取が必要．
P：10 時と 15 時にそれぞれコップ 1 杯の水分を摂取するよう患者に勧める．

に向かっているのか，それとも反対に悪くなっているのかなどを書く．P は SOA に基づいた今後の計画である．表 1-8 は SOAP の例である．

3．その他の記録

1）フローシート（経時記録）

　フローシートは時系列で記入されるもので，通常は，体温，血圧，脈拍，与薬，水分出納，行った処置，看護計画に基づいた観察項目などを 1 枚のシートに書き入れる．フローシートは 1 枚のシートに患者の重要な情報が一覧として示されており，問題発見や患者の全身状態の把握に重要な役割を果たしている．また，看護師が行った観察，ケアを証明するうえで重要である．

2）カーデックス

　病棟においてすべての患者の情報をコンパクトにまとめたものがカーデックスである．カーデックスのなかに含まれる情報として，患者氏名，年齢，性別，診断名，入院日，主治医，担当看護師，安静度，食事，薬，処置，看護問題，申し送り事項などがあげられる．カーデックスは申し送り時の早見板として利用されている．紙媒体のカルテでは，個々のカルテからの転記が必要であり，手間がかかること，転記ミスが問題となる．

3）ワークシート

　ワークシートとは，看護師の 1 日の行動計画を一覧として記した紙である．看護師は 1 日に複数の患者を受け持っており，計画的に行動する必要があるが，ワークシートによりその日行わねばならないケア，検査，注射，処置などの実施忘れを防ぐことができる．

4）退院サマリー

　退院サマリーは POS の締めくくりとして位置づけられている．退院サマリーは患者の経過，行ったケア，そしてその結果を要約したものである．
　退院サマリーは主として 2 つの目的で書かれる．ひとつは今後の患者ケアに当たる部署や機関への情報提供，もうひとつは行ったケアの評価である．退院サマリーも看護問題ごとに書かれることが多い．

サマリーは書く労力の割に，役立っていないという意見がある [4]．したがって，何のためにサマリーを書くのかをはっきりさせ，すべての患者にサマリーが必要かどうか，サマリーのなかに何を書くべきかを吟味する必要がある．とくに，今後の患者ケアに当たる看護師などの保健医療関係者に向けて書く場合は，それを受け取る人が必要とする情報が何であるか，相手の立場に立って考える必要がある．

1-3-3 情報の共有—チーム医療，申し送り，カンファレンス

Essential Point

　医療はさまざまな職種がチームとなって提供すること（チーム医療）が多く，よいチームワークは質の高いサービスを提供するうえで不可欠である．チームワークを考えるうえで，ひとつの鍵となる概念が情報共有である．情報共有の方法にはカルテ記載のほか，対面での情報共有として申し送り・カンファレンスがある．

- **申し送り**：前の勤務者から次の勤務者への引き継ぎ．必要ではあるが，さまざまな弊害が指摘されている．
- **カンファレンス**：多人数が一堂に会して行う．患者情報の共有と今後の方針の決定を行うことが多い．事前準備が大切である．

　情報の共有は，その目的に照らし合わせ，共有の利点，その方法，倫理的側面（3-1 参照），医療安全の側面を考慮する必要がある．

　共有の利点としてあげられるのは，一人ひとりがすべての情報を一からとる必要がないこと，医療スタッフによってもっているデータや専門性の種類が異なるので情報共有により質の高い患者のケアが可能になることなどである．看護師の場合，交代勤務で働くことが多く，次勤務者に対する情報提供が不可欠である．

　情報の共有の方法としては，カルテへの記載，LAN のコミュニケーションシステム，人から人への情報伝達，カンファレンスなどがある．目的に合わせて適切な方法を選択する．

　医療安全の側面としては，情報の真正性（3-1-4 参照）が重要となる．誰しも日常生活において誤った情報を伝えられて困った経験はあるだろうが，患者の生命に直結する医療においては情報の真正性はとくに重要である．誤った情報伝達の可能性についてつねに念頭に置き，情報伝達の方法を目的に合わせて工夫する必要がある．転記，口頭での情報伝達，情報の伝達に複数の人がかかわる場合などは，とくに注意が必要である．

1. チーム医療

　近年，NST（nutrition support team）や褥瘡対策チームなど，多職種で構成されるチームがよくみられる．このように看護師のほか，医師，理学療法士，管理栄養士，ソーシャルワーカーなどさまざまな職種が協働して患者の治療・ケアに当たることを**チーム医療**という．前述したように，医療スタッフはその専門性，業務の内容により，得られるデータが異なり，そこから引き出すアセスメントも異なる．これら異なる専門性をもつスタッフが集まり，患者への介入方法を検討するこ

とでより質の高いケアが可能となる.

　多数の選択肢のなかからひとつの介入方法を選ぶには，スタッフが一堂に会するほうが効率はよいが，全員が集まるのは時間的制約のためなかなか難しいという現実もある．チーム医療をうまく行うためには，情報共有のあり方，チーム運営をどのように行うかが鍵となる.

2. 申し送り

　申し送りとは前勤務帯の看護師から次勤務帯の看護師への情報の受け渡しである．入院病棟では，看護師は交代勤務を行いながら患者のケアに当たっているため，申し送りは不可欠である．しかし，申し送りに費やす時間が多すぎて効率が悪いという批判が多く，口頭による申し送りについては，業務時間の短縮や患者への直接サービスの充実を図るため，短縮・廃止が図られてきた．また，口頭のみの申し送りは情報の誤った伝達，伝達漏れにつながり，注意が必要である.

3. カンファレンス

　カンファレンスとは，医療スタッフが集まって話し合う場である．近年チーム医療の重要性が強く意識されているなかにあって，その重要性はますます増している．カンファレンスは情報共有とそのうえでの介入方法の決定が大きな目的である．また，自分の患者情報をまとめ，自分の意見を発表し，それに対する他者の意見を聞くことは自分の成長にもつながる.

　カンファレンスでは，前もって話し合う内容（議題）を決めておき，参加者が自分の発言内容を準備しておくことは，効率的で，実りある運営をするために大切なことである．また，一人ひとりが自分の意見を言いっぱなしではカンファレンスの意味がないので，他者の意見に対して自分の意見を述べることも求められる.

　カンファレンスではその目的を考慮し，メンバー構成を考慮する必要がある．したがって，目的によっては看護師のみでよい場合もあれば，多職種が集合したほうがよい場合もある．参加人数が多い場合，多職種が集まる場合にはあらかじめ司会を決めておく．司会は，予定された目的が達成されるよう，またそれぞれの参加者が意見を述べられるよう配慮をする.

　多職種カンファレンスの場合には，看護師としての立場で参加をするため，看護師としての自分の視点にどのような独自性があるのかを認識する必要がある．「NANDA-I 分類法 II」の領域・類や「看護行為用語分類」（第 7 章コラム 6 参照）の 6 つの領域分類は，看護師の患者をみる視点を考えるうえで参考になる.

引用文献
1) American Nurses Association : The Nursing Process.
https://www.nursingworld.org/practice-policy/workforce/what-is-nursing/the-nursing-process/
2) T. ヘザー・ハードマン〔編〕，上鶴重美〔編・訳〕：NANDA-I 看護診断—定義と分類（2018–2020）　原著第 11 版．pp231–232, 医学書院，2018.
3) 日野原重明，井部俊子〔編〕：看護にいかす POS. pp70–71, 医学書院，1990.
4) 同掲書，p82.

演習（11ページ）解答例

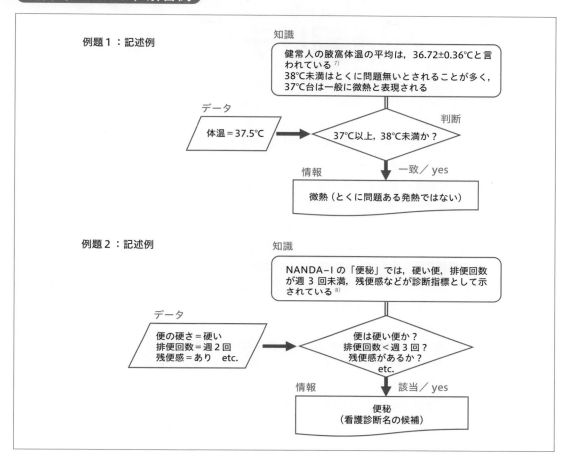

例題1：記述例

知識
健常人の腋窩体温の平均は，36.72±0.36℃と言われている [7]
38℃未満はとくに問題無いとされることが多く，37℃台は一般に微熱と表現される

データ
体温＝37.5℃

判断
37℃以上，38℃未満か？

一致／yes

情報
微熱（とくに問題ある発熱ではない）

例題2：記述例

知識
NANDA-I の「便秘」では，硬い便，排便回数が週3回未満，残便感などが診断指標として示されている [8]

データ
便の硬さ＝硬い
排便回数＝週2回
残便感＝あり　etc.

便は硬い便か？
排便回数＜週3回？
残便感があるか？
etc.

該当／yes

情報
便秘
（看護診断名の候補）

第2章 コンピュータリテラシーと情報リテラシー

　1980年代以降，それまで企業や大学などでしか利用できなかったコンピュータが，個人レベルで利用できる機器，いわゆるパーソナルコンピュータ（PC）として普及し始めた．また，1990年代後半から急速に広まったインターネットがその普及に拍車をかけた．21世紀に入ってからは携帯電話回線によるデータ通信技術が高速化の一途をたどるとともに，モバイルPC，さらにはスマートフォンやタブレットPCなども目覚ましい普及を遂げ，老若男女問わず個人がいつでもどこからでも情報にアクセスできる基盤が整ってきている．

　このような**情報通信技術（information and communications technology：ICT）**の発展，普及に伴い，コンピュータはわれわれの生活のさまざまな場面に活用されている．看護においても例外ではなく，実践，教育，研究，学習など看護のさまざまな局面においてICTが関与していることは周知の事実である．

　ICTは近年急速に普及したため，わが国の看護において求められるコンピュータリテラシーや情報リテラシーについての標準的なカリキュラムはまだない．そこで本章では，米国において策定された，デジタル時代において看護師が身に付けるべきICT能力の枠組みを参考にしながら，わが国において看護師が身に付けておくべきICT能力について論じることにする．

2-1 コンピュータリテラシー

この項目で**学ぶ**こと

- ●コンピュータを扱ううえで知っておくと役に立つ知識を得る．
- ●電子メール・ウェブ等のインターネットサービスの仕組みについて理解する．
- ●コンピュータを使用する際のセキュリティを保つ方法について考える能力を身に付ける．

　コンピュータリテラシー（computer literacy）という言葉は，米国のMolnarによる造語である[1]．その後のコンピュータの普及やコンピュータの有用性が知られることにより，コンピュータリテラシーという用語は定着し，現在ではわが国でも一般的に使われる言葉となった．コンピュータリテラシーは，狭義にはコンピュータを使う能力と解されることもあるが，本書ではコンピュータを，効率よくデータや情報を収集したり，処理したり，情報を発信するための手段ととらえ，使用法というよりはむしろ，それらのプロセスをより深く理解するための知識に焦点化して論じる．

2-1-1 情報の定量化

1. シャノンの情報理論

Essential Point

シャノンの情報理論
- 1948 年に情報を定量的に扱うための理論(情報理論)を確立
- 従来,物理学分野で使われていたエントロピーを導入し,情報エントロピーという概念を提唱
- 情報エントロピーとは,情報が最も不確かな状態を最大の情報エントロピーと定義し,この状態からある情報によって不確かさが減少した場合,その減少分をその情報の情報量とする考え方
- 情報量の単位としてビットを導入

　情報理論の父(the father of information theory)と称される**クロード・シャノン**(Claude E. Shannon)は 1948 年,A mathematical theory of information という論文で,それまで物理学分野で使われていたエントロピーを情報理論に導入し,**情報エントロピー**(information entropy)という概念を提唱した.物理学におけるエントロピーとは,たとえば,水槽の水のなかにインクを垂らすと,最初は一カ所に偏在していたインクも時間の経過とともに水槽全体に拡散し,最終的には水槽全体に遍在するようになるが,この遍在,もしくは平均化した状態がエントロピー最大の状態であり,人為的な手を加えなければエントロピーは増大する方向にあるという経験則である.

　これに対して情報エントロピーは,情報が一番不確かな状態を最大の情報エントロピーと定義し,この一番不確かな状態からある情報によって不確かさが減少した(=つまり,何かがわかった)場合,その減少分をその情報の**情報量**とする考え方である.

　われわれは,情報をとらえどころのないものとして扱いがちであるが,情報が定量化できるというシャノンの情報理論が発端となって現在の情報通信技術が進歩してきたと言っても過言ではない.以下,情報通信技術における情報の定量化とその単位,「何かがわかる」とはどういうことなのかについて学習を深めて行こう.

2. 二進法と十進法

二進法と十進法

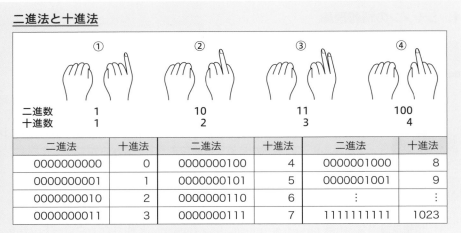

①	②	③	④

二進数	1	10	11	100
十進数	1	2	3	4

二進法	十進法	二進法	十進法	二進法	十進法
0000000000	0	0000000100	4	0000001000	8
0000000001	1	0000000101	5	0000001001	9
0000000010	2	0000000110	6	⋮	⋮
0000000011	3	0000000111	7	1111111111	1023

　両手の指を使うと 10 までの数を数えることができる．この数え方では，伸ばしている指の本数に着目しており，伸ばしている指がどの指なのかは考慮していない．これは十進法の数え方である．

　ではここで，どの指を伸ばしているかまで考慮してみよう．同じ 1 本の指を伸ばしている状態でも，それが右手の小指と左手の薬指とでは違うものとして区別するわけだ．そうすると，10 本の各指が「曲げている」か「伸ばしている」かのどちらかの状態をとることになるので，全体として $2^{10} = 1,024$ の状態を表すことができる．つまり，両手の指を用いて実に 1,000 以上の数を数えられるようになるのだ．これは二進法の数え方である[2]．

　二進法では各位は 0 か 1 の値しかとらない．手の指で言えば，曲げている（＝ 0）か伸ばしている（＝ 1）かの 2 つの状態を表すということである．指を使って二進法で数える場合，手背を上に向けて両手を握った状態が 0，右手の小指を伸ばした状態が 1（Essential Point の①），右手の小指を曲げ，薬指を伸ばした状態が 10（十進数の 2 に相当）（同②），右手の小指と薬指を伸ばした状態が 11（十進数の 3 に相当）（同③），右手の中指だけを伸ばした状態が 100（十進数の 4 に相当）（同④）ということになる．

　十進法は 10 数えるごとに 1 つ位取りをする，つまり 10 数えるごとに 1 つ位を進めるので十進法という．それに対し二進法では，2 つ数えるごとに 1 つ位取りをする方式である．十進法と二進法の対応を上記 Essential Point の表に示す．

　この，二進法における位の個数を **bit（ビット）** という単位で表す．bit は binary digit（二進数の桁）の略である．1 ビットは 0 か 1 の 2 つの状態を表すことができるが，これはコンピュータが扱う情報量の最小単位である．2 ビットでは，00，01，10，11 の 4 パターン，3 ビットなら，000，001，010，011，100，101，110，111 の 8 パターンの状態を示すことができる．つまり，n ビットは 2^n 個の状態に相当する情報量というわけである．

3. 情報量の単位「ビット」

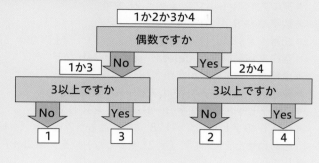

●1から4までの4つの数字のなかから相手の選んだ数字を当てるのに，Yes/No式の質問は何回必要か．

シャノンの言う情報量をさらに理解するために，数当てゲームを考えてみよう．2人1組で出題側と解答側に分かれる．出題側は1から4までの整数のうち任意の数字を思い浮かべる．1から4までの整数とはいえ，解答側にとっては相手の思い浮かべた数字はまったくわからない．では解答側は，何回 Yes/No 式の質問をしたら正解にたどりつけるのであろうか．

普通に考えると4つの選択肢から1つを当てるのだから，「それは1ですか？」「それは2ですか？」と総当たり的に尋ねるという方法がある．仮に相手が4を思い浮かべていた場合，「それは3ですか？」まで尋ねてNoとの回答が得られれば自動的に4に決まるので，この総当たり方式だと3回質問すれば正解にたどり着くことができる．n個の整数のなかから正解を当てるのにn-1回の質問が必要となる．8個の整数なら7回，128個の整数なら127回の質問が必要だ．

しかし，実際にはそれほどの質問数は必要ない．フローチャートに示したように，まず偶数かどうかを尋ねれば，もともと4つあった選択肢が2つに減少するので，2回の質問で相手の意中の数字にたどり着くことができる．この方式なら，1〜8の8個の整数の場合は，1回の質問で候補は4つに減少するので上述した4つの整数を当てるのに必要な2回を足して合計3回の質問で済む．128個の整数ならば，1回の質問で64個，2回目の質問で32個，3回目で16個，4回目で8個に候補が減る．8個まで候補を絞れば，あと3回なので合計7回の質問で正解に行き着く．これを一般化すると，2^n 個の数字のなかから1つの数字を当てるのに必要な質問数はn回となる．

相手の考えている数字がわからない状態，すなわち情報エントロピー最大の状態から，相手の考えている数字がわかる状態までの間に必要だった質問数が「**情報量**」である．4択であれば2回，8択なら3回，128択なら7回だったが，これらをそれぞれ，2ビットの情報量，3ビットの情報量，7ビットの情報量と言う．最小の情報量は1ビットであるが，これは，2つのなかから1つを特定するのに必要な情報量ということができる．

ICT 関連用語でも何かと「ビット」という単位が出てくる．たとえばディスプレイの性能を表す用語として「24ビットカラー」という言葉が使われることがある．これは，$2^{24} = 16,777,216$ 色を表現できるカラー階調のことである．光回線の通信速度を表す「100 Mbps」は，1秒間に100メガビットの情報を伝送できる速度のことである．

25

4. 英語圏で使用される文字の情報量

Essential Point	英語圏で使用される文字の情報量
	● アルファベット大文字 A–Z ＝ 26 文字
	● アルファベット小文字 a–z ＝ 26 文字
	● 数字 0 ～ 9 ＝ 10 文字
	● 記号 !"#$%&'()=~¥[]?><,./_;:*+^-|{}`@ ＝ 32 文字
	● 空白文字制御文字 delete，space，tab など
	● 全部合わせてもたかだか 128 文字 ＝ 2^7 以下
	● 英米人が使用する文字は 7 ビットで表現できる．
	● この 7 ビット分の文字コード体系を ASCII という．
	● ASCII の 7 ビット（＝ 128 文字）ともう 7 ビット（＝拡張 ASCII 領域という）をあわせた 256 文字（＝ 2^8 ＝ 8 ビット）を文字コード体系の基本的な単位としている．
	● この 8 ビットを 1 バイト（Byte）と呼ぶ．
	● 1 バイト＝ 8 ビットの情報量

　コンピュータは歴史的には英語圏で発達したものだが，英語圏の文字を表すのに必要な情報量は何ビットだろうか．まずは a から z までのアルファベットの小文字（26 個），A から Z までのアルファベットの大文字（26 個），0 から 9 までの数字（10 個）の合計 62 文字が識別できる情報量が必要だ．これに記号やスペース，改行などの制御文字をあわせたとしても 100 文字くらいしかない．したがって，英語圏の人々の使用する文字の情報量は 7 ビット（2^7 ＝ 128）もあれば十分なのである．

　英語圏の文字コードについては，米国規格協会[*1] が 1963 年に策定した **ASCII**（American Standards Code for Information Interchange：**アスキー**）という文字コード体系が全世界に広まり，情報通信機器で英数字を表現するためのコード体系の標準となっている（**表 2-1**）．これによると，たとえば A，b，c は，それぞれ 1000001，1100010，1100011 で表現できる．

　PC 内部では 8 ビット（2^8 ＝ 256）単位で情報を扱うので，128 文字分の空き領域が生じる．この空き領域は「拡張 ASCII 領域」として国や地域によって異なる文字が収録されている．たとえば，フランス語のアクセント記号付き文字やドイツ語のウムラウト付き文字，ロシア語のキリル文字などである．この英文字 1 文字分を特定するのに必要な情報量である 8 ビットは 1 バイトという単位で表される．1 バイト＝ 8 ビットである．バイトをビットに換算するには単純に 8 倍すればよい．

　日本では，日本産業規格（JIS）が，拡張 ASCII 領域に句読点やかぎ括弧，半角カタカナなどの日本文字を収録したコード体系を JIS X 0201 として標準化している[3]（**表 2-2**）．

[*1] American National Standards Institute．通称 ANSI．

表 2-1 ASCII コード表

b7						0	0	0	0	1	1	1	1
b6						0	0	1	1	0	0	1	1
b5						0	1	0	1	0	1	0	1
b4 ↓	**b3 ↓**	**b2 ↓**	**b1 ↓**	Column → Row ↓		0	1	2	3	4	5	6	7
0	0	0	0	0		NUL	DLE	SP	0	@	P	`	p
0	0	0	1	1		SOH	DC1	!	1	A	Q	a	q
0	0	1	0	2		STX	DC2	"	2	B	R	b	r
0	0	1	1	3		ETX	DC3	#	3	C	S	c	s
0	1	0	0	4		EOT	DC4	$	4	D	T	d	t
0	1	0	1	5		ENQ	NAK	%	5	E	U	e	u
0	1	1	0	6		ACK	SYN	&	6	F	V	f	v
0	1	1	1	7		BEL	ETB	'	7	G	W	g	w
1	0	0	0	8		BS	CAN	(	8	H	X	h	x
1	0	0	1	9		HT	EM	)	9	I	Y	i	y
1	0	1	0	10		LF	SUB	*	:	J	Z	j	z
1	0	1	1	11		VT	ESC	+	;	K	[	k	{
1	1	0	0	12		FF	FS	,	<	L	\	l		
1	1	0	1	13		CR	GS	-	=	M	]	m	}
1	1	1	0	14		SO	RS	.	>	N	＾	n	~
1	1	1	1	15		SI	US	/	?	O	_	o	DEL

表 2-2 JIS X 0201 による ASCII 領域と拡張 ASCII 領域

	0	1	2	3	4	5	6	7	8	9	a	b	c	d	e	f
0	NUL	DLE	SP	0	@	P	`	p				ー	タ	ミ	未	未
1	SOH	DC1	!	1	A	Q	a	q			。	ア	チ	ム	未	未
2	STX	DC2	"	2	B	R	b	r			「	イ	ツ	メ	未	未
3	ETX	DC3	#	3	C	S	c	s			」	ウ	テ	モ	未	未
4	EOT	DC4	$	4	D	T	d	t			、	エ	ト	ヤ	未	未
5	ENQ	NAK	%	5	E	U	e	u			・	オ	ナ	ユ	未	未
6	ACK	SYN	&	6	F	V	f	v			ヲ	カ	ニ	ヨ	未	未
7	BEL	ETB	'	7	G	W	g	w			ァ	キ	ヌ	ラ	未	未
8	BS	CAN	(	8	H	X	h	x			ィ	ク	ネ	リ	未	未
9	HT	EM	)	9	I	Y	i	y			ゥ	ケ	ノ	ル	未	未
a	LF	SUB	*	:	J	Z	j	z			エ	コ	ハ	レ	未	未
b	VT	ESC	+	;	K	[	k	{			オ	サ	ヒ	ロ	未	未
c	FF	FS	,	<	L	\	l					ャ	シ	フ	ワ	未	未
d	CR	GS	-	=	M	]	m	}			ユ	ス	ヘ	ン	未	未
e	SO	RS	.	>	N	＾	n	-			ヨ	セ	ホ	゛	未	未
f	SI	US	/	?	O	_	o	DEL			ッ	ソ	マ	゜	未	未

↑ ASCII 領域　　　　↑ 拡張 ASCII 領域

27

5. 日本人が用いる文字の情報量

Essential Point

日本人が用いる文字の情報量
- JIS X 0213 では，ひらがな / カタカナ，記号などの非漢字 = 1,183 文字，第 1 水準漢字 = 2,965 文字，第 2 水準漢字 = 3,390 文字など，合計 11,233 文字を収録
- 8 ビット（1 バイト）では到底足りないので，16 ビット（2 バイト）の文字コード領域を使用する．
- 日本語の文字コードを 2 バイト文字とも言う．
- 全角文字 = 2 バイト文字
  → ひらがな，カタカナ，漢字，ＡＢＣａｂｃ
- 半角文字 = 1 バイト文字
  → HIRAGANA, hiragana, ABCabc, ｶﾀｶﾅ

では，日本語の文字を表すには何ビットの情報量が必要だろうか．

日本産業規格の JIS X 0213 に収録されている文字は，ひらがな，カタカナ，記号などの非漢字 1,183 文字に加え，第 1 水準漢字 2,965 文字，第 2 水準漢字 3,390 文字，第 3 水準漢字 1,259 文字，第 4 水準漢字 2,436 文字の合計 11,233 文字がある．これらの文字を収録するのに英語圏で使用される 1 バイト（= 8 ビット = 2^8 = 256 文字分）の領域では全然足りない．そこで，日本語の文字は 2 バイト（= 16 ビット = 2^{16} = 65,536 文字分）の領域を使っている．そのため日本語の文字は 2 バイト文字とも呼ばれている．

Windows PC の漢字変換モードとアルファベットモードを切り替える際にはキーボード左上の ESC（エスケープ）キーの下の半角 / 全角｜漢字と書かれたキーを使用できる．全角は 2 バイト文字，半角は 1 バイト文字を表している．アルファベットや数字，カタカナなどのように，全角文字と半角文字で重複して存在する文字がある．同じように見えても，よく見れば，全角文字のほうが少々幅広の字形となっていることからもわかるとおり，PC 上では別の文字として認識されるので注意が必要だ．さらに，拡張 ASCII 領域に収録されている半角カタカナ文字の文字コードは，国や領域の異なるコンピュータではまったく別の文字に割り当てられている．電子メールやウェブフォームなどでよく「半角カタカナは使用しないでください」という注意書きがあるのは，同じ文字コードでも異なる文字として認識されてしまう，いわゆる文字化けが生じる可能性があるからである．

2-1-2 コンピュータの基本構成

1. ハードウェア

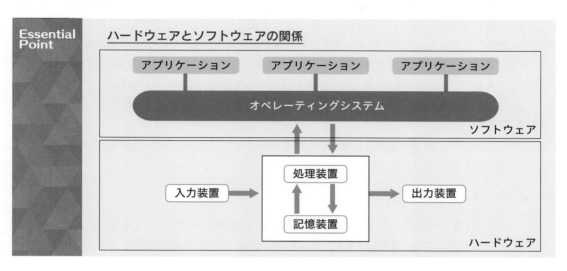

Essential Point

ハードウェアとソフトウェアの関係

アプリケーション　アプリケーション　アプリケーション

オペレーティングシステム

ソフトウェア

入力装置 → 処理装置 → 出力装置

記憶装置

ハードウェア

　ハードウェアは**入力装置**，**処理装置**，**記憶装置**，**出力装置**で構成される．ハードウェアのなかにはコンピュータ本体に実装されているものや周辺機器として供給されるものなどがある．

1）入力装置

　入力装置には，文字などを入力するためのキーボード，ファイル操作・メニュー操作や図形描画を行うためのマウスやペンタブレット，タッチパネル，音声入力のためのマイクロフォン，静止画や動画を入力するためのカメラなどがある．マークシートリーダやバーコードリーダ，IC カードリーダも入力装置の一種だ．ノート PC では入力装置のうちキーボードやトラックパッドは本体に実装されているが，マウスやスキャナなどの入力装置は USB ケーブルなどの有線接続や Wi-Fi，Bluetooth などの無線通信を経由して外部接続する周辺機器である．タブレット PC やスマートフォンなどでは機械式のキーボードの代わりにタッチスクリーン上の仮想的なキーボードから入力する方式が主流となっている．

2）処理装置

　入力されたデータは処理装置で加工，変換される．中心的な処理装置は **CPU**[*2] と呼ばれるマイクロプロセッサであり，代表的なものには Intel Core，AMD Ryzen，Apple M シリーズなどがある．このプロセッサによってコンピュータの機能や用途の可能性，素質が形作られる．まさにハードウェアの本質的な部分と言える部品である．

[*2] central processing unit：中央処理装置．

3）記憶装置

　　データ処理を行うためには，アプリケーションの起動やデータの記憶や処理済みデータの格納を行う必要があり，それを担うのが **RAM（random access memory）**である．RAMの容量が多ければ多いほど，同時に起動できるアプリケーションの数は多くなり，また，アプリケーションが利用できる作業領域が大きくなるため，コンピュータ使用時の安定性と処理速度は増加する．

　　RAMをはじめとしたコンピュータ内部の記憶を担うメモリチップのことは主記憶装置とも呼ばれる．その他の記憶装置としては，ハードディスクドライブ（HDD）やUSBフラッシュメモリ（USBメモリ）などがあり，上述した主記憶装置に対して補助記憶装置と呼ばれる．

4）出力装置

　　出力装置には，画像や文字などを表示するためのディスプレイ，印字や描画のためのプリンタ，音声や音楽を鳴らすためのスピーカなどがある．

2. ソフトウェア

　　ハードウェアに対して，さまざまな命令や指示を行うのがプログラム，いわゆるソフトウェアである．ソフトウェアは，**オペレーティングシステム（OS）**と呼ばれる基本ソフトウェア，もうひとつは**アプリケーション**と呼ばれる応用ソフトウェアの2種類に大別される．

1）オペレーティングシステム（OS，プラットフォーム）

　　OSは，コンピュータを動作させるのに必要な基本的なソフトウェアである．デスクトップ機やラップトップ機で使用されているWindows，macOS，LinuxなどのOSや，もっぱらタブレットPCやスマートフォンで利用されているiOSやAndroidなどのOSがある．コンピュータの電源投入時に自動的に起動し，コンピュータの動作中に常時働き続けるソフトウェアであり，そのコンピュータの目に見える機能や特徴を具現化する．OSはハードウェアのさまざまな管理を行うほかに，ハードウェアとアプリケーションとの仲立ちを行っている．

2）アプリケーションソフトウェア（アプリケーション，アプリ，ソフト）

　　アプリケーションソフトウェアは「ソフト」や「アプリ」とも称される，コンピュータに具体的な作業を行わせるためのプログラムである．たとえば，文章を書く際に使用するMicrosoft Wordや表計算を行う際に使用するMicrosoft Excelなどのオフィスソフトウェア，ウェブページを閲覧する際に使用するGoogle ChromeやFirefoxといったインターネットブラウザなど，これから行おうとしている具体的な作業に先立ってユーザが起動させるプログラムはアプリケーションソフトウェアである．

3. アプリケーションの意義

　　ソフトウェアがOSとアプリケーションで構成されていることで得られる恩恵は大きい．たとえば「終了」「ファイルを開く」などのメニュー項目やマウス動作など，どのアプリケーションにも当てはまる機能や操作をOSが供給することによって，アプリケーションメーカーは独自の機能に

特化したプログラム開発に専念できるため，アプリケーション開発の手間と時間の短縮に貢献する．ユーザ側から見ると，アプリケーションが変わってもプルダウンメニューの開き方やコンテクストメニューの出し方，印刷の設定など基本的な操作は変わらないので，アプリケーション習熟のためのハードルを下げることにも貢献している．

PC の普及に拍車をかけた要因として，インストールしたアプリケーションに応じて 1 台のコンピュータでさまざまな機能が実現できる汎用性の高さにあることは間違いない．逆に言うと，あるアプリケーションを動作させるには特定の OS の存在が前提だ．

しかし近年，インターネット（**クラウド**）から供給されたアプリケーションをウェブブラウザ上で利用するソフトウェアも普及してきた（たとえば Google Workspace などのウェブアプリケーション）．このようなタイプのソフトウェアは，自分が利用しているコンピュータの機種や OS の種類にかかわらず，インターネット接続された複数の異なるコンピュータ上で同じアプリケーションやデータを利用できるので今後ますます普及するだろう．

2-1-**3**　データの保存

Essential Point

● データは，ビット（0 と 1）に変換して記録される．
● ビットの記録には，色素の有無，磁気の N 極 S 極，電子の有無などが使用される．
● いずれの方式も 100% 安全とは言えないため，重要なデータは異なる複数の記録媒体にバックアップすることが重要．

1．データを保存するための記録媒体

データの保存は主として補助記憶装置で行う．補助記憶装置として利用できる記録媒体（メディア）の種類にはさまざまなものがある．

1）光学記録方式

薄い金属膜と色素層からなる記録面にレーザー光を照射し，色素が焼け金属面が露出した部分と色素が残っている部分との差でビットデータを記録するタイプの記録媒体．CD，DVD，Blu-ray Disk などがある．

2）磁気記録方式

フィルムや樹脂などの基材に磁性体を塗布し，磁気ヘッドでその磁性体を N 極か S 極に帯磁させることによってビットデータを記録するタイプの記録媒体．古くはカセットテープやフロッピーディスク，MO（光磁気）ディスクとして利用されていたが，現在一般に利用されている磁気記録装置は HDD のみである．

3）半導体記録方式

　電源を切ってもデータが消えない（不揮発性）半導体フラッシュメモリ．PC の USB 端子に接続できるようにした「USB メモリ」，SD メモリカードやメモリースティックのようにデジタルカメラや携帯電話の記録媒体としてパッケージ化した「メモリーカード」，HDD の代わりにノートPC の記録装置として普及している「SSD（solid state drive）」などがある．

4）クラウドへの記録

　高速なインターネット回線の普及に伴って，インターネット上のサーバを PC の HDD のようにデスクトップ上のファイル操作で利用することが可能となった．

2. 記録媒体にかかわる諸注意

　記録媒体は 2 つの意味で永遠ではない．ひとつは記録媒体の流行り廃りがあるということだ．たとえば，1980 年代以降，国内で流通している PC の記録媒体を振り返っても，オーディオカセットテープやフロッピーディスク，光磁気ディスク（MO）などが一般的に使用されていた時期もあったが，いまでは完全に廃れている．また，記録媒体の種類は同じでも，ドライブの接続端子が異なるため使用できない場合もある．現在普及している記録媒体が将来にわたって使用し続けられる保証はないと考えるのが賢明である．

　もうひとつ考慮すべき点は記録媒体の物理的な劣化などの経年変化だ．たとえば，光ディスクに使用されている色素のなかには紫外線に弱いものがあるし，精密な機構をもつ HDD はそもそも消耗品であり，3 年を境に故障率が急激に増加するという報告もある [4]．半導体メモリは，消去や書き込みを繰り返すとビットデータを構成する電子を封じ込めるための絶縁性能が劣化し，データの保存ができなくなることが知られている．半導体メモリではさらに，ビットデータを保存するために封じ込めた電子が時間の経過とともに漏れ出てしまい，結果としてデータが消失する可能性もある．企業が提供するクラウド型のストレージはデータのバックアップやハードウェア管理の面で一定の信頼をおくことができると考えるが，そのサービス自体が打ち切られる可能性をつねにはらんでいる．

　現在のところ，これが絶対という記録媒体は存在しない．大切なデータは，適宜その時代で入手可能かつセキュリティの高い複数の独立した記録媒体に二重三重に**バックアップ**していくことが，デジタルデータを未来に生かすための基本となろう．

2-1-**4**　インターネットに関するポイント

Essential Point

- インターネットの原型は米国国防総省の研究による分散型ネットワークとされる．
- そこで策定された通信規約（TCP/IP）が標準となり，世界中のサーバ間の通信を可能にした．
- WWW はハイパーリンクによって世界中のサーバにアクセスする仕組み．
- DNS がユーザとサーバをつないでいる．
- WWW は基本的に平文通信なので注意が必要．

1．インターネットの起源

　インターネットは，**ローレンス・G・ロバーツ**が 1967 年に計画し，1969 年に米国国防総省の高等研究計画局[*3]の資金提供のもと，UCLA（カリフォルニア大学ロサンゼルス校），SRI（スタンフォード研究所），UCSB（カリフォルニア大学サンタバーバラ校），University of Utah（ユタ大学）の 4 拠点に導入した **ARPANET** と呼ばれるパケット通信ネットワークが原型とされている．通信用のサーバを分散配置し，通信経路を網の目のように張り巡らし，仮にどこかのサーバが停止しても別の経路を利用して通信を可能にする技術である．ARPANET に端を発した広域通信技術は，他の国や機関でも研究が進められ，さまざまな通信方式が生み出されることとなった．そこで 1973 年，ARPA のロバート・E・カーンとスタンフォード大学のヴィントン・G・サーフにより，これらの通信方式を標準化し，機器の違いや OS の違いによらない**通信規約（TCP/IP）**の仕様が策定され[5]現在の標準となった．なお，それまでインターネットは "Internetwork" と表記されていたが，1974 年に公開されたサーフらによる TCP/IP の仕様書[6]ではじめて "Internet" という短縮形が用いられ，以降，短縮形が定着するようになった．当初，軍事・学術利用に制限されていた ARPANET は，やがて軍事ネットワークと学術ネットワークが明確に分離され，ARPANET の学術ネットワークが米国科学財団（National Science Foundation：NSF）に移管された．

2．WWW の起源

　インターネットで利用できるサービスには電子メールやファイル転送，ニュースグループなどさまざまあるが，インターネットの一般ユーザへの普及に貢献したサービスのひとつがワールドワイドウェブ（WWW）である．WWW は 1989 年にティム・バーナーズ・リー[*4]によって考案されたネットワーク上の情報共有の仕組みである．簡単に言えば，インターネット上の WWW サーバに保存されたウェブページを自分のマシン上に表示したり，ウェブページに表示されたハイパーリンクをたどって関連する別のウェブページに容易にジャンプできる仕組みである．この仕組みを基

[*3] ARPA: Advanced Research Projects Agency．現在の米国国防高等研究計画局（Defense Advanced Research Projects Agency：DARPA）

[*4] Tim Bernards-Lee．欧州原子核機構（CERN）の物理学者．

にマーク・アンドリーセン[5]らが文字情報に加え画像も表示できるブラウザソフトウェア "NCSA Mosaic" を開発し，1993 年初頭に NCSA のサーバに公開されるや否や，瞬く間に全世界に広まった．

3. インターネット上のサーバにアクセスする仕組み

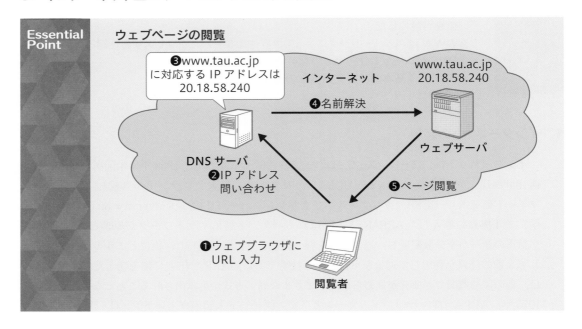

インターネットサービスを利用するには，インターネット上のサーバに接続することになる．電子メールサービスならメールサーバ，ウェブサービスならウェブサーバだ．ウェブサーバに接続してウェブページを閲覧するには https:// で始まる URL（Uniform Resource Locater），いわゆる「アドレス」を入力する．http とは Hypertext Transfer Protocol，つまりウェブページを記述している**ハイパーテキスト**の通信規約を表す．

たとえば，筆者の所属する東京有明医療大学のウェブサイトを閲覧したい場合，ブラウザの URL ウインドウに https://www.tau.ac.jp/ と入力する．この意味は「tau.ac.jp というドメインの www というウェブサーバに，ハイパーテキストの通信規約に基づいてアクセスし，そのサーバ上のウェブページを閲覧させてね」という意味である．ただし，サーバは www.tau.ac.jp という名前ではなく 8 ビット×4（書式は xxx.xxx.xxx.xxx　各 xxx には 0 から 255 までの数字が入る）のグローバル IP アドレスで識別されているので www.tau.ac.jp という名前では目的のサーバを探し当てることはできない．それを解決するのがドメインネームシステム（Domain Name System：DNS）という仕組みである．

ユーザが東京有明医療大学のサイトを閲覧するプロセスは次のとおりである．

---

[5] Marc Andreesen．当時のイリノイ大学国立スーパーコンピュータ応用センター（National Center for Supercomputing Applications：NCSA）の学生．ネットスケープの創業者．

①インターネットブラウザを起動し，アドレスバーに「https://www.tau.ac.jp」と入力．

② www.tau.ac.jp の IP アドレスを DNS サーバに問い合わせ．

③ DNS サーバが 20.18.58.240 と回答（これを名前解決という）．

④ウェブサーバに当該ページの表示を指示．

⑤自分の端末でサイトを閲覧．

実はウェブブラウザのアドレスバーに直接 IP アドレス（20.18.58.240）を入力しても東京有明医療大学のサイトにアクセスすることができる．人間にとって数字の羅列を覚えることが容易ではないことを考えれば DNS の有用性は理解できよう．

4. ウェブのセキュリティ

ウェブサイトへのアクセスにおいて，ユーザがページの閲覧要求を行ったり，ウェブサーバから送られて来るページの内容は，何も対策をしていない場合，平文（ひらぶん＝暗号化されていないデータ）でやりとりされる．しかし，会員専用ページへのログインなどを考えてみると，ウェブフォームに入力した ID やパスワードを送信したり，ログイン後のページに「○○△△様」という実名が入っていたりする．つまりこれは，ログイン ID やパスワードあるいは個人名がネットワーク上に流れていることにほかならない．前述したように，インターネットは「通信用のサーバを分散配置し，通信経路を網の目のように張り巡らし，仮にどこかのサーバが停止しても別の経路を利用して通信を可能にする技術」なので，その経路のなかに通信を傍受している悪意のある第三者がいた場合，その内容が容易に解読されてしまう可能性がある．

このような不都合を回避するために，通信内容を**暗号化**し，仮に傍受されたとしても容易に解読されないようにする技術が **SSL/TLS**（Secure Sockets Layer/ Transport Layer Security）である．パスワードやクレジットカード番号などのデリケートな個人情報をウェブフォームで送信したり，それらの機微情報が画面に表示される場合にはそのページが暗号化に対応しているかどうかをきちんと確認し，もし，暗号化に対応していなければデリケートな情報のやりとりは控えるべきである．

SSL/TLS による暗号通信に対応したページの見分け方として，① URL が https:// で始まっていること，②（ブラウザによって多少の違いはあるものの）SSL/TLS 対応ページにアクセスした場合にはブラウザウインドウのどこかに鍵マークが現れるので，確認は容易である．

2-1-5 電子メールに関するポイント

1. 電子メールアドレスの構成

電子メールアドレスの構成

someone@tau.ac.jp

ユーザ名　　　　　　　　　ドメイン名

・異なる組織に同一のドメイン名は付与されない.
・同一ドメインのなかで異なる人物に同じユーザ名は付与されない.
・つまり,ユーザ名とドメイン名の組み合わせは世界中で唯一無二.
・自分のメールアドレスの使用者は世界で唯一自分だけである.

　電子メールアドレスは通常次のような形式で表される.

xxxxx@yyyyy.zz

　@(アットマーク)より前の部分を**ユーザ名**(もしくは**アカウント名**,**メールアカウント**),後の部分を**ドメイン名**(もしくは**メールドメイン**)という.ドメイン名は企業や組合などの組織単位ごとに取得できるが,レジストラと呼ばれるドメイン管理組織が一元的に管理しているため,異なる組織に同一のドメイン名が付与されることはない.つまり,ある組織に付与されたドメイン名は世界で唯一固有のドメイン名となる.ちなみに,日本を表す「.jp」ドメインのレジストラはJPRS(株式会社日本レジストリサービス)である.

　一方,ユーザ名の管理は当該ドメインを取得した組織の情報管理部門などで行われることになるが,同一ドメインのなかの異なる人物に同じユーザ名が付与されることはない.同一ドメイン内ではユーザ名は固有のものとなる.

2. ドメイン名の構成

ドメイン名の構成

トップレベルドメイン(TLD)
generic(gTLD)
ex).org .com .net
country code(ccTLD)
ex).jp .uk .ca .hk

tau.ac.jp

セカンドレベルドメイン(SLD)

ccTLDとSLDの組み合わせで,どの国のどのような組織なのかがわかる

　メールアドレスのドメイン名部分に目を向けよう.筆者の所属する東京有明医療大学のドメイン名は tau.ac.jp である.ドットで区切られた一番右側の文字列をトップレベルドメイン(TLD)と

いう．トップレベルドメインには，「.com」「.net」「.org」などのジェネリックトップレベルドメイン（gTLD）や「.jp」「.uk」「.ca」「.hk」などの国名を表すカントリーコードトップレベルドメイン（ccTLD）に大別される．ccTLD は国や地域ごとに管理されており，上述の例では，.jp は日本，.uk は英国，.ca はカナダ，.hk は香港を示す．前項で述べたように，ccTLD の .jp は JPRS が一元的に管理している．TLD に対して，ドットで区切られた右から 2 番目の文字列はセカンドレベルドメイン（SLD）と呼ばれる．東京有明医療大学の SLD は「.ac」であるが，これは大学や研究機関を表す SLD である．つまり，ccTLD と SLD を見れば，どの国のどのような組織なのかを知ることができるのである．

3. ドメインによる組織の識別

Essential Point		
	AC.JP	(a) 学校教育法および他の法律の規定による次の組織 ・学校（ED.JP ドメイン名の登録資格の（a）に該当するものを除く） ・大学共同利用機関 ・大学校，短期大学校 ・障害者職業能力開発校，職業能力開発促進センター，職業能力開発大学校，職業能力開発短期大学校 (b) 学校法人，職業訓練法人，国立大学法人，大学共同利用機関法人，公立大学法人
	CO.JP	株式会社，合同会社，有限会社，合名会社，合資会社，相互会社，特殊会社，特定目的会社，その他の会社および信用金庫，信用組合，外国会社，企業組合，有限責任事業組合，投資事業有限責任組合，投資法人
	GO.JP	日本国の政府機関，各省庁所轄研究所，独立行政法人，特殊法人（特殊会社を除く）
	ED.JP	(a) 保育所，幼稚園，小学校，中学校，高等学校，中等教育学校，特別支援学校，専修学校および各種学校のうち主に 18 歳未満を対象とするもの (b) (a) に準じる組織で主に 18 歳未満の児童・生徒を対象とするもの (c) (a) または（b）に該当する組織を複数設置している学校法人，(a) または（b）に該当する組織を複数設置している大学および大学の学部，(a) または（b）に該当する組織をまとめる公立の教育センターまたは公立の教育ネットワーク
	LG.JP	(a) 地方自治法に定める地方公共団体のうち，普通地方公共団体，特別区，一部事務組合および広域連合等 (b) (a) が行う行政サービスで，地方公共団体情報システム機構が認定したもの

出典　一般社団法人日本ネットワークインフォメーションセンター：属性型 JP ドメイン一覧
https://www.nic.ad.jp/ja/dom/types.html

ドメイン名で情報の信頼性の判断が可能
例）政府や地方自治体のページには正確な情報が書いてありそう……

　組織種別型のドメインには ne.jp など個人で取得できるものがある一方で，しかるべき組織でないと取得できないドメインがある．ここにあげたものはすべて，取得に条件のあるドメインである．ac.jp は 18 歳以上を対象とする教育機関，co.jp は日本国内で登記を行っている会社組織，go.jp は政府機関，ed.jp は 18 歳未満を対象とする教育機関，lg.jp は地方公共団体が取得できるドメインである．たとえば go.jp ドメインのメールアドレスの送信者が政府関係者であることや，go.jp ドメインのウェブサイトを提供している組織が政府関連機関であることが判別できる．これ

はウェブサイトなどで提供されている情報の信頼性を評価するための手がかりにもなる．ただし，ed.jp と lg.jp は比較的新しいドメインなので，古くからドメインを取得している地方公共団体のなかには lg.jp を使用していないものがある．また，大学の附属高等学校のなかには大学のドメインのサブドメインを利用しているところもあるなど，例外ケースも少なからずある点には注意が必要である．

4. 電子メールのセキュリティ

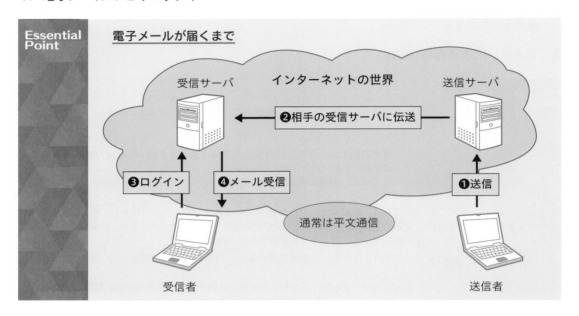

電子メールが送信者から受信者に送られる経路は，❶送信者が作成したメールを送信サーバに送信し，❷送信サーバが宛先のメールドメインを基に相手先の受信サーバに伝送し，❸受信者が自分の受信サーバにログイン，❹自分宛てに送られたメールを閲覧するという順序となる．見て明らかなように，この経路でメールの内容やログイン ID やパスワードが流れることになる．

ここで重要なのは，通常，それらのデータはすべて，暗号化されていない**平文**（ひらぶん）で流れることになるという点だ．もし，経路の途中で悪意のある第三者がいれば，それらのデータを盗聴することが可能となってしまい，**セキュリティ**上好ましくない．盗聴防止のために，データを第三者に解読されないよう暗号化する仕組みがある．暗号化には，通信を暗号化する SSL/TLS という技術や，データそのものを**暗号化**する OpenPGP や S/MIME という技術が存在するが，送信者から受信者に至るすべての経路で電子メールのセキュリティを確保するためには，送信サーバ，受信サーバ，送信者のメールソフト，受信者のメールソフトのすべてが暗号化に対応していなければならない．

近年の電子メール環境においては暗号化対策が進んできてはいるものの，すべてのサーバで対応しているわけではない．送信者側でいくら対策をしたとしても，受信者側が対策をしていないとその経路でデータが平文でやりとりされてしまうのである．暗号化に対応している同一ドメイン内での通信ならまだしも，外部ドメインとの通信においてはメールの内容が平文で流れる可能性があるため，機微情報などのやりとりについては十分考慮する必要がある．

5. 電子メールのヘッダ情報

Essential Point

電子メールのおもなヘッダ
- 送信者（From:）
  - ・電子メールの差出人．基本的にすべての受信者から確認できる．
- 件名（Subject:）
  - ・Re: ＝返信
  - ・Fw: もしくは Fwd: ＝転送
- 受信者
  - ・To: → 主たる宛先（すべての受信者から見える）
  - ・Cc: → Carbon Copy ＝写し・同報（すべての受信者から見える）
  - ・Bcc: → Blind Carbon Copy ＝秘匿同報（すべての受信者から見えない）

Bcc: はほかの受信者に知られないよう，特定の受信者に同報する場合に使用される

　電子メールはヘッダ（header）と本文（body）からなる．通常のメールで最も重要な部分は用件が記された本文だが，ヘッダは誰からどのような経路で誰に送られたメールなのかが記録されているセクションであり，知っておくと役に立つ．以下におもなヘッダを記す．
- ・From ＝電子メールの送信者．すべての受信者から確認できる．
- ・Subject ＝電子メールの件名．Re: ＝返信　Fw:（Fwd:）＝転送
- ・To ＝主たる宛先．すべての受信者から確認できる（受信メールに表示される）．
- ・Cc ＝ Carbon Copy．写し・同報．すべての受信者から確認できる（受信メールに表示される）．
- ・Bcc ＝ Blind Carbon Copy．秘匿同報．すべての受信者から確認できない（受信メールに表示されない）．

1）From

　From で送信者を確認することができる．送信者が名前の登録を行っていないと，メールアドレスしか確認できず送信者が誰なのかを受信者が特定できないことがある．名前の登録と本文中での送信者の明示は必須と言えよう．

2）Subject

　Subject には件名が記される．件名に Re: が付加されていれば「返信」であることがわかり，Fw: もしくは Fwd: が付加されていれば「転送」であることがわかる．同じ件名のメールは束ねて表示できる（スレッドと言う）．逆に言うと，同じトピックの一連のやりとりのなかで件名を変えてしまうとスレッドが崩れ，コミュニケーションの連続性が損なわれることがある[6]．たとえば，

---

[6] 本来メールヘッダの Subject ではなく各メールに固有の Message-id でスレッドを束ねる仕様であるが，Gmail や iPhone メールでは Subject もスレッドを束ねるキーとして利用しているため．

複数の宛先にメールを送ったとする．それに対する返信メールが件名を変えて送られると，もともとの発信者は，それがどのメールに対する返信なのかわからなくなってしまう．同じトピックに関しては同一の件名でやりとりし続けることが重要である．その点においても電子メールで件名の果たす役割はきわめて大きいので，電子メールを新規に書く際には省略することなく適切な件名を記載することを心がけたい．

3）To，Cc，Bcc

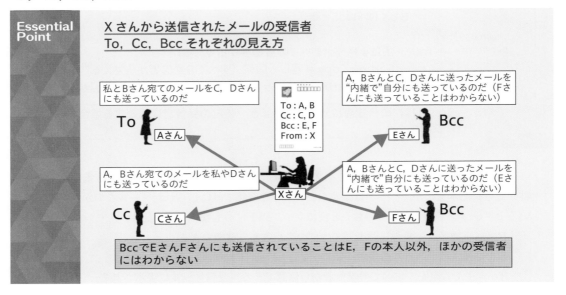

Xさんが A ～ F さん宛てに電子メールを出した際の各受信者が認識できる宛先の見え方を示した．A，B は To で送られた宛先，C，D は Cc で送られた宛先，E，F は Bcc で送られた宛先となっている．この場合，A ～ F からはすべて X から送信されたメールであることが認識できる．To で送られた A は，自分以外に B，C，D に送られたことは認識できるが，Bcc である E，F に同報されていることは認識できない．Cc で同報された C も同様である．一方，Bcc で送られた E は自分以外に A ～ D に同報されていることは認識できるが，同じく Bcc の宛先となっている F に同報されていることは認識できない．

To，Cc，Bcc を上手く使いこなせると便利な面もある．たとえば，会員全員にメールで案内をする際に Bcc で送信すれば，メールを受け取った会員はほかに誰に送られたのかを知ることはできないので，「誰が会員か」という個人情報を会員相互に知られずに済む．その反面，注意すべき点もある．図の例でうっかり E が「全員に返信」してしまうと，そのメールは X，A，B，C，D の 5 名に送信されることになる．しかし，そもそも E にそのメールが届いていることを知っているのは X のみなので，A，B，C，D の 4 名は，なんで E が返信してくるの？という，場合によってはきわめて気まずい事態になる．このような事態を避けるためには，受信者が，自分がどういう立場でこのメールを受け取っているのかをメールヘッダと本文冒頭の宛先で確認する必要がある．逆に言うと，送信者は，複数の受信者に宛てたメールの場合，誰宛てに出したメールなのかが明ら

かになるようにメール本文冒頭で送信先を明示することが必須となる（上記事例の場合は，メール冒頭で「A 様　B 様　（CC：C 様　D 様)」などと表示).

引用文献

1) Molnar AR：The next great crisis in American education: Computer literacy. AEDS Journal, 12：11–20, 1978.
2) 柴田文彦：デジタル論理学 第3回「加算と減算を考える」, MacPower, 15 (4), 200–201, 2004.
3) IT 用語辞典 e–Words：ASCII.
   http://e-words.jp/w/ASCII.html
4) Beach B：How long do disk drives last? Blackblaze Blog, 2013.
   https://www.backblaze.com/blog/how-long-do-disk-drives-last/
5) Cerf VG, Kahn RE：A Protocol for Packet Network Intercommunication. IEEE Transactions on Communications, 22 (5)：637–648, 1974. doi:10.1109/TCOM.1974.1092259
6) Cerf V, Dalal Y, et al.：Specification of Internet Transmission Control Program. INWG General Note, IETF, 1974.
   http://www.ietf.org/rfc/rfc675.txt

2-2 情報リテラシー

●看護における「データ」および「情報」が概念化できる.
●看護における情報の価値と評価方法について考えることができる.
●看護の情報の価値を高める方法について考えることができる.

Essential Point

情報リテラシーの概念

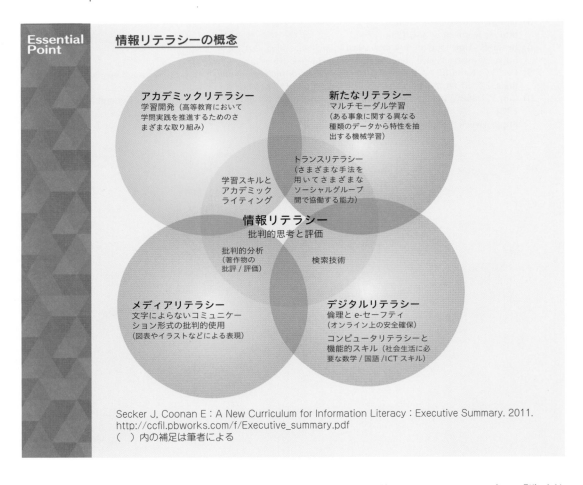

アカデミックリテラシー
学習開発（高等教育において学問実践を推進するためのさまざまな取り組み）

新たなリテラシー
マルチモーダル学習（ある事象に関する異なる種類のデータから特性を抽出する機械学習）

トランスリテラシー（さまざまな手法を用いてさまざまなソーシャルグループ間で協働する能力）

学習スキルとアカデミックライティング

情報リテラシー
批判的思考と評価

批判的分析（著作物の批評／評価）

検索技術

メディアリテラシー
文字によらないコミュニケーション形式の批判的使用（図表やイラストなどによる表現）

デジタルリテラシー
倫理と e-セーフティ（オンライン上の安全確保）
コンピュータリテラシーと機能的スキル（社会生活に必要な数学／国語／ICT スキル）

Secker J, Coonan E：A New Curriculum for Information Literacy：Executive Summary. 2011.
http://ccfil.pbworks.com/f/Executive_summary.pdf
（　）内の補足は筆者による

　「情報リテラシー」という言葉が教育関連の公的文書のなかで使用されたのは 1986 年の「臨時教育審議会経過概要」とされているが，以降「情報リテラシー」という用語は姿を消し，**「情報活用能力」**という言葉に統一され今日に至っている[1].　わが国では，情報リテラシーが情報の利活用という文脈のなかで理解されているひとつの証左であろう.　一方同時期の米国では，情報リテラシーに関する大統領委員会最終報告[2] のなかで「情報リテラシーを身につけた者となるために人々は，いつ情報が必要なのかを認識できるとともに，必要とされる情報のありかを見つけ出し，評価し，そして効果的に使用することができなければならない」としたうえで，「突き詰めていくと，情報リテラシーを身につけた人というのは，学ぶ方法を学んだ人である」と述べている.　つまり，「情

報リテラシー」における情報の利活用は情報リテラシーの構成要素の一部に過ぎず，情報の必要性の認識から探索，吟味，利活用に至る一連のプロセスを包含する概念だということである．やがて，さまざまな分野の「リテラシー」が議論されていくなかで，情報リテラシーのマッピングを試みたSeckerらによれば，情報リテラシーはアカデミックリテラシーやメディアリテラシーなどと重なり合って存在する中心的な概念であり，逆に言えば情報リテラシーは，それら複数のリテラシーのなかに織り込まれているのであると論じている．もちろんそのなかには情報の利活用という側面もあるが，実際にはもっと大きな文脈のなかで情報リテラシーが論じられていることに気がつくであろう．本書では，看護における情報リテラシーについて，情報の所在，情報の入手，検索，評価，処理の観点から論じる．

2-2-1 看護に役立つ情報の所在

Essential Point

情報エントロピーの減少（データから情報へ）

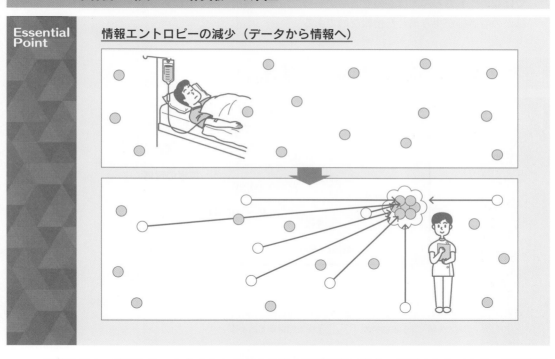

看護に役立つ情報とは，とりもなおさずより良い看護実践に役立つ情報のことである．臨床現場で得られる患者の発する表情，訴え，測定結果などさまざまなものがある．たとえば，相手が歯を磨いていないことをどうやって知るかということを考えた場合，「歯ブラシが濡れていない」という観察によって「歯を磨いていないのかな？」という推論がなされ，それに加えて「歯が汚れている」「口臭がある」「口の前に手を当てて話している」などの観察によって，「歯磨きをしていない」という確信になる．ここではじめて歯磨きへの援助の必要性に結びつく．

データや情報に関する定義にはさまざまなものがあるが，Blumは，データとは「分析者や問題解決者にとって未解釈の事項」であり，情報は「利用者にとって意味をもたらすように統合（もしくは解釈）されたデータ要素の集まり」，知識は「関連性や経験，ルールなどを形式化したもの．

それによって情報がデータから形成される」と述べている[3]．上述の例で言えば「濡れていない歯ブラシ」「汚れている歯」「口臭」のそれぞれは「データ」であり，それらのデータを集め，時には解釈や処理を行い「歯磨きの援助」という看護援助に役立つものになったときはじめて「情報」になるというわけである．前述した Shannon の枠組みで考えれば，ナースが訪室する前はデータが遍在しており，情報エントロピーが最大の状態である．ここにナースがやってきて必要なデータを収集する．データの収集には五感を動員し，必要なデータを意図的に集めることになる．そして，「歯磨きの援助が必要」という具体的な看護援助が「わかる」ときのデータの集まりが「情報」である．何もわからないという「情報エントロピー最大の状態」から，相手に提供すべき看護援助が「わかる」のに必要なデータの集まりが情報だということである．

　ここで重要なのは，看護の情報はそこらに転がっているのではなく，看護師が頭のなかで生み出すものだということである．その意味では，看護師が行うのは基本的にデータ収集であり情報収集ではない．もちろん，ほかの看護師から得た情報を利用することはあるが，それも本を正せばそのほかの看護師が生み出した情報なのである．

2-2-2　看護に役立つ情報の入手法

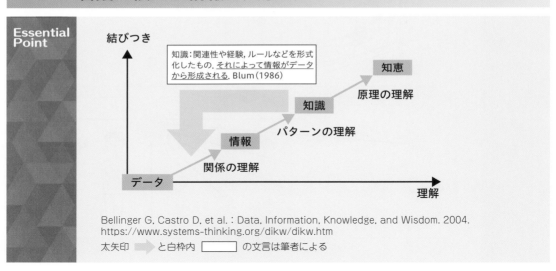

Bellinger G, Castro D, et al. : Data, Information, Knowledge, and Wisdom. 2004.
https://www.systems-thinking.org/dikw/dikw.htm
太矢印　➡ と白枠内 □ の文言は筆者による

　Bellinger ら[4]は，**データ**，**情報**，**知識**，**知恵**の変化に着目し，データ同士の関係を理解すると情報に変わり，情報のパターンを理解すると知識に変わり，さらに知識の原理を理解すると知恵に変わると述べている．ここで，同じデータをベテランと看護学生に提供した場合，同じ情報に行き着けるかという思考実験を行ってみると，ベテラン看護師のほうがクオリティの高い情報へ変換できることは明白であろう．Bellinger らの主張は単純明快であるが，データ，情報，知識，知恵の流れが直線的なのでベテランと看護学生の違いを説明することができない．そこで Bellinger らの図に，先にあげた Blum による定義を基に，知識からデータと情報の間の矢印に向かう矢印を加えてみたものが上図（Essential Point）である．Blum によれば，知識とは「関連性や経験，ルールなどを形式化したもの．それによって情報がデータから形成される」とのことである．２文目の「そ

れ」とは知識であり，データを情報に変えるためには知識が必要であると述べているわけである．先の思考実験を解釈するならば，ベテランと学生の違いはとりもなおさず知識の差であり，知識がデータを情報に変えるためのエンジンとも言えるわけである．

　以上をふまえたうえで，看護に役立つ情報の入手方法を演繹すると，まず，データには患者の訴えなどのS-データ，体温や顔色などのO-データがある．収集したデータを情報に変えるためには知識が必要である．知識を得る媒体には，研究論文，その集大成としての教科書などがある．必要な知識にアクセスするためには文献検索やインターネット検索技術が必要である．これらの知識を基に意味のあるデータ要素の集まりを特定することで情報が生み出されるのである．

2-2-3 検索法

Essential Point

● 基本的に言葉（＝検索語）で検索する．
● 検索語を含む，もしくは検索語に関連する言葉の含まれている対象がリストされる．
● したがって，自分が検索したい対象のなかで言葉がどのように使用されているかを想像して検索語が選択できると，探したい対象にヒットする可能性が高い．
● 検索の際に知っておくと役に立つ技術に以下のようなものがある．

　・論理積（AND検索）
　・論理和（OR検索）
　・論理差（NOT検索）
　・フレーズ検索（完全一致検索）

　では，検索を効率的に行うにはどうしたらよいだろう．いまはICTが発達し，検索はインターネットに接続した端末を用いて行うのが第一選択となろう．その際に知っておくべき知識が検索法である．

　探す対象がウェブページであれ論文であれ，検索語という「言葉」で探すのが基本である．検索語が適切に設定できないと目当ての対象にヒットしないことになる．何かを検索する際にまず行うのは，自分が検索したい対象のなかで使われていそうな言葉を想像するということである．たとえば，サンフランシスコ・ジャイアンツの優勝年を知ろうとして「ジャイアンツの優勝年」という言葉でインターネット検索しても読売ジャイアンツの優勝年が記載されたページしか上位にヒットしない．ここで，サンフランシスコ・ジャイアンツの優勝年について言及しているページにはどのような言葉が含まれているかを想像するのである．すると「ジャイアンツ」「優勝年」以外に「サンフランシスコ」や「大リーグ」「MLB」などの言葉が使用されていそうなことに気がつくだろう．それらの検索語を用いて検索すれば検索効率はいっそう向上することが期待できる．

　そのほか，知っておくとよい事項としては**論理積**，**論理和**，**論理差**，**フレーズ検索**がある．それらを指定するための演算子は検索データベースによって異なる場合があるものの，基本的な検索方法は変わらない．以降，Googleを例にとり述べる．

　論理積は**AND検索**とも呼ばれ，複数の検索語の両方を含む検索対象を抽出するための検索式で

ある．検索対象を絞り込む際に使用される．検索語をスペースで区切って並べるだけでよい．たとえば大リーグのジャイアンツを検索したいのなら「サンフランシスコ　ジャイアンツ」となる．

論理和は **OR 検索**とも呼ばれ，複数の検索語のいずれかひとつ以上を含む検索対象を抽出するための検索式である．検索対象を広げる際に使用される．検索語を半角大文字の OR でつなぐ．たとえば「看護師」に関するページを探したいときに 2001 年以前のページも検索対象に含めたいならば「看護師 OR 看護婦 OR 看護士」となる．

論理差は **NOT 検索**とも呼ばれ，ある検索語を除外したいときに使用するための検索式である．検索対象からノイズを除去したいときに使用される．除外したい検索語の前に半角マイナス記号を付ければよい．たとえば大リーグのジャイアンツに関する情報を得たい場合に「ジャイアンツ -巨人 -読売」というアプローチが可能である．

フレーズ検索は完全一致検索とも呼ばれ，検索語（フレーズ）に完全に一致する語句の含まれているページを抽出するための検索式である．フレーズ検索を行うには検索語を半角ダブルクォーテーションマークで括ればよい．たとえば，「猫と犬」という独特な表現を用いているページを探したい場合は「 "猫と犬"」と入力する．

2-2-4　情報の価値，信頼性の評価法

Essential Point

● 看護の情報は看護師が生み出すものである．
● 看護師が生み出す情報の良し悪しはその後のケアの質を左右する．
● なされたケアや患者の反応で間接的に情報を評価することはできるが，情報そのものの価値や信頼性の測定法の開発が望まれる．

情報の価値を客観的に評価するのは難しい．たとえば，個人情報が盗難に遭った場合に，その情報の価値を金額で換算して「被害総額」という指標で表すことがある．情報という実体のないものを金額というわれわれにとってなじみ深い尺度で表すことによって被害の大きさを感覚的につかもうとしたアイデアは評価できるが，そもそも推計値であることや，すべての分野における情報が金額換算に適しているかという観点から一般化は難しい．

翻って看護における情報の価値とは何かと考えてみると，およそ金額換算はなじまない．情報は，よりよい看護ケアを提供するためのものであって利潤を生むためのものではないからだ．だから，看護における情報の価値は，その情報によって行われた看護ケアが患者にとってどう寄与するかということが中心になる．看護過程のなかではこれを評価するために看護介入の後に評価（evaluation）というプロセスが入っており，実施したケアの評価だけでなく，計画そのものや計画に至ったアセスメントも含めて評価されることになる．患者に対する看護実践の良し悪しは，看護師が生み出した情報の良し悪しに左右される．看護技術の提供スキルという要素はあるものの，そこに至る前の情報のクオリティが高くなければ最適なケアを提供することができない．看護師の行ったケアの効果を測定するための評価基準として NOC（看護成果分類）や看護診断基準が利用されうるが，アセスメントスキルそのものを対象とした評価基準や評価方法が確立されれば，看護師の生み出した情報を測定することはできるであろう．

2-2-5 情報の価値を高める情報処理の方法

Essential Point

ケア導出過程における情報処理

情報処理	要素	経路	看護過程
①データの入手	データ	感覚器 → 脳	アセスメント
②データの整理・解釈		脳	
③患者の看護問題の特定	情報		看護診断
④最適なケアの導出		脳 → 運動器	目標設定・計画

　看護過程におけるアセスメントは，前述した Blum の定義を基にすれば，データを情報に変えることである．そこに含まれる情報処理には，①データの入手，②データの整理・解釈，③患者の看護問題の特定，④最適なケアの導出がある．

　①まず，患者に関連するさまざまなデータは感覚器から取り入れられ脳に伝えられる．データには皮膚の色，表情，体温計の表示など，視覚を経由するもの，患者の訴えや聴診音など聴覚を経由するもの，においや香りなど嗅覚を経由するもの，手触りや硬さなど触覚を経由するものがある．

　②感覚器から取り入れられたデータは，看護師の頭のなかで，もともと看護師のもっていた知識や，検索などで得られた知識を用いて整理や解釈が行われる．前述したように，データを情報に変えるには知識が必要なのである．看護師のもっている知識のなかには書籍や研究論文等から得た知識のほかに経験から得られた知識もある．検索には世界中のサーバのコンテンツを検索語で探すことのできるインターネット検索や，研究論文の書誌情報や本文を検索対象にし研究論文を探すことのできる文献データベースなどがある．これら内部／外部の知識を用い，必要に応じてコンピュータなどの情報処理機器を使用し，グラフ化するなどの処理を行う．チャートにバイタルサインなどの折れ線グラフを書くのも結局はデータの解釈を行うための手段である．

　③患者の看護問題は多くの場合，看護診断ラベルで表現される．看護診断ラベルは，ひとりのナースが行ったアセスメントをほかのナースが繰り返さずとも患者の状態を把握するためのツールであるとともに，その看護診断ラベルを見ればナース同士が患者の状態について共通の認識をもつことができる用語体系である．

　④看護師の頭のなかで生成された情報はさらに，どのようなケアをしたらよいのかという思考の材料になり，そこで生み出されたケア計画はやがて看護師の運動器を通じて患者に提供されることになる．

　これらのプロセスにおいて生成される情報の価値を高めるための方策を一言で言えば，適切なデータを適切に処理し，適切な用語を用いて表現する，ということである．もちろん，何が適切なのかという議論や，それを導くための方法論に関しては，今後さらなる経験や研究の蓄積が必要であることは言うまでもない．

引用文献
1) 河西由美子：情報リテラシー概念の日本的受容―学校図書館と情報教育の見地から―．情報の科学と技術，67（10）：514-520，2017．
2) American Library Association：Presidential Committee on Information Literacy: Final Report. 1989.
http://www.ala.org/acrl/publications/whitepapers/presidential
3) Blum BI：Clinical information systems--a review. West J Med, 145（6）：791-797, 1986.
4) Bellinger G, Castro D, et al.：Data, Information, Knowledge, and Wisdom. 2004.
https://www.systems-thinking.org/dikw/dikw.htm

2-3 情報セキュリティ

この項目で **学ぶ**こと

- ●セキュリティの意味を理解したうえで，情報セキュリティの意味するところが述べられる．
- ●情報セキュリティの要件を理解したうえで，情報セキュリティを維持向上させるための方策について考えられる．
- ●おもなコンピュータセキュリティの方策について理解，実践できる．

2-3-1 情報セキュリティの概念

1．セキュリティとは

Essential Point

セキュリティとは
- ●安全，安心…防護，警護

語源は se（＝ない）＋ cure（＝心配）

　「**セキュリティ**」という言葉はもうすっかり日本語として定着した感のある英語である．では，セキュリティという言葉を聞いて思い浮かべる意味は何だろうか．多くの人が防犯や警備などのイメージを想起すると思う．それはそれで間違ってはいない．しかしながら辞書でsecurity を引くと，最初に出てくるのは「安全」や「安心」という意味である．ちなみに security の形容詞形である secure の語源は se（＝ not）＋ cure（＝ care，心配）で「心配ない」，つまり，守るべきものが安全である状態を表している．そこから派生して安全確保や警備という意味をもつようになったと考えられる．

　では，情報セキュリティとは何であろうか．前述したセキュリティの原義に照らしてあえて日本語に直すと「情報安全」という意味になる．ここで「防護」という概念に囚われてしまうと，そもそもの意味するところから離れてしまうので注意が必要だ．

2. 情報セキュリティの3要素

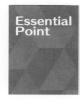
Essential Point

情報セキュリティの3要素
- 可用性（availability）
- 機密性（confidentiality）
- 完全性（integrity）

　情報セキュリティの定義は，OECD（経済協力開発機構）によるもの：

Security of information systems is the protection of availability, confidentiality and integrity. (OECD Guidelines for the Security of Information Systems, 1992)（情報システムのセキュリティとは，可用性，機密性，完全性の防護である）

　と，ISO（国際標準化機構）によるもの：

the preservation of confidentiality, integrity and availability.（ISO/IEC 27002:2005, 2007）（情報の機密性，完全性および可用性を維持すること）

があるが，いずれも可用性，機密性，完全性の維持・防護が基本的な情報セキュリティ要件であることで一致している．では，これら3要素の意味は何であろうか．

　可用性とは，データや情報もしくは情報システムが，要求された方法でタイムリーにアクセスおよび利用可能であることと定義されるが，ざっくり言うと，その情報が，使いたいときにすぐに使えるかどうかということである．

　機密性とは，データや情報が，許可された個人，団体，もしくは処理過程に，許可された方法で，許可された回数だけ開示されること，つまり，その情報のアクセス権が適切に設定できるということである．

　完全性とは，データや情報が，正確かつ完全で，かつ正確さおよび完全さが保たれるような状態にあること，つまり，保管した時と次回使用する時とで情報が変質しないということである．

　たとえば，重要な情報の書いてある書類があるとしよう．誰にでも見られてしまうとまずいので金庫の中にその書類を保管することにする．この場合，その金庫を開けられるのは金庫の鍵を持っている人だけである．金庫に保管するということは書類のアクセス権を設定したということ，つまり「機密性」を高めたと言える．ただし，機密性を高めたことによって，その書類をすぐに見られないことになってしまった，つまり「可用性」が低下したと言える．このように，多くの場合，可用性と機密性はどちらかを高めればどちらかが低下するというトレードオフの関係にある．さて，金庫の中に虫がいて，書類を保管している間にその虫がその書類を食い散らかしてしまったとする．この場合，最初に保管した時と，次に使用する時の間で情報が変質してしまっている．これが「完全性」が損なわれた状態である．

3. 情報セキュリティの視点

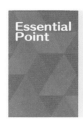

情報セキュリティの視点
- 誰にでも使えるか否か（＝機密性）
- 書き換えられてよいか否か（＝完全性）
- すぐに使えないといけないか否か（＝可用性）
  これらを意図的にコントロールするのが情報セキュリティ

　これらのことから以下のような情報セキュリティの視点が導出される．それは，「誰にでも使えるか否か」，「書き換えられてよいか否か」，「すぐに使えないといけないか否か」ということである．これらの視点はそれぞれ「機密性」「完全性」「可用性」に相当する．これらの視点のうちひとつでもコントロールをする必要があるなら情報セキュリティの対象になる．逆に言うと，もし，誰にでも使えてよくて，書き換えられてよくて，しかもすぐに使えなくても困らないような情報（それを「情報」と言ってよいかどうかはさておき）は，情報セキュリティの対象とはならないのである．このような視点で看護に関係する情報についていろいろ考えてみるとより深く理解できるであろう．

　最後にひとつ強調しておきたいのは，使いたい情報がすぐに使えるということ，すなわち可用性も情報セキュリティの重要な要素であるということである．情報セキュリティを「情報防護」ととらえてしまうとこの可用性の視点が抜け落ち，ただ誰にも使わせないように情報をしまい込んでおくという誤った理解をしてしまいがちだ．Blum（1986）が定義するように，情報は利用することが前提であり，利用できないものは情報とは呼べない．本節の冒頭でセキュリティ＝安全と強調したのはそういう理由からである．

　情報は利用が前提である．それをふまえたうえでその情報をきちんと管理，運用する仕組みが情報セキュリティの本質的概念と言えよう．

4. 情報セキュリティを維持向上させるための方法

　情報セキュリティを保つための方法には大別して，物理的セキュリティと論理的セキュリティがある．

　物理的セキュリティとは，建物や設備，機器などを対象としたセキュリティのことであり，建物やコンピュータルームあるいはカルテ庫への入退出管理やデータ保管場所の防火対策，耐震対策，あるいはハードディスクのメンテナンスやバックアップ，データ盗難対策などが含まれる．

　これに対して**論理的セキュリティ**とは，物理的セキュリティ以外のすべての情報セキュリティを含む概念であり，ソフトウェアに関連したセキュリティや，システムの管理運用にかかわるセキュリティ，あるいは情報システムにかかわるスタッフの健康管理や意識改革，情報リテラシー教育などが含まれる．ウェブフォームのセキュリティや，電子メールのセキュリティ，あるいはコンピュータウイルス対策なども論理的セキュリティを維持向上するための方法である．

　これらのセキュリティ対策は，何かひとつを実施したから安心というわけではない．複数の対策を組み合わせ，複合的，総合的に対策を行うことが重要である．

2-3-2 コンピュータのセキュリティ

Essential Point

- ●ハードウェアやソフトウェアは代用可能.
- ●コンピュータで守るべきはデータ.
- ●データを守るポイントは,
  - ・記憶装置のメンテナンスとバックアップ
  - ・盗難対策をはじめとする物理的セキュリティ
  - ・コンピュータウイルス対策

　コンピュータはさまざまな脅威にさらされる危険性があり,日頃からセキュリティを保つための対策を行うことはコンピュータを使用するうえでの基本である.以下に代表的なものをあげた.

1. HDD のメンテナンスとバックアップ

　コンピュータの HDD は補助記憶装置のなかでも信頼性の高いハードウェアと言うことができるが,それでも絶対ではない.劣化や衝撃などによって,HDD のヘッドがディスクを傷つけることがあるし,OS のファイル管理システムが何らかの障害を受ければ,HDD 上に情報が記録されていても,それを認識することができずに読み出せないという事態も起こる.このようなトラブルに見舞われたときに慌てないように,日頃から HDD の**バックアップ**を取っておくことが大切である.バックアップは,同じ HDD にコピーを作成するのではなくて,外付け HDD やクラウドのドライブなどほかのメディアを使用しないと意味がない.

2. データ盗難対策

　作成した文書,研究データなどのデジタル化された情報は,紙に記載された情報などに比べて複写や持ち出しが容易である.ノート PC や可搬性の高い媒体の場合,機器や媒体ごと持ち去られたら万事休すだ.たとえ持ち出し困難なデスクトップコンピュータであっても,USB メモリなどの大容量の記憶媒体を用いて内容を複写するのはきわめて容易である.すべての USB メモリを認識させないように OS 側で設定を行うことは可能だが,データの研究利用やコラボレーションを考えると現実的ではない.情報資産の特定やそれらに対する脅威や脆弱性を分析したうえでリスク管理をしていく必要がある.

　また,近年のモバイル端末の普及・発展,在宅医療や訪問診療の増加に伴い,医療機関から医療情報を持ち出す機会やニーズが増加していることから,それらの情報の持ち出しについては,ルールに従い,適切に取り扱うことが求められる.この点に関して,国が作成した「医療情報システムの安全管理に関するガイドライン第 6.0 版[1)]」では,当該機器や媒体は原則として持ち出すべきではないとしつつ,やむを得ず持ち出す場合には,情報機器や媒体を持ち出す必要性や漏洩のリスクを評価し,情報機器等の持ち出しのルール策定や持ち出しの判断基準を策定することを求めている.

　同第 6.0 版のシステム運用編「7.情報管理(管理・持出し・破棄等)」では,医療機器等の持ち出しに関する管理対策に加え,クラウドを利用した医療情報の外部保存や,テレワークを含めた

自宅や訪問先等の医療機関外から医療情報システムに接続する際の対策，患者にネットワークを介して診療情報を提供する場合の対策など，昨今の社会の動向に即した管理についても言及されているが，セキュリティスロット[*1]を利用した機器の固定など物理的セキュリティの強化や職員に対するセキュリティ教育など複合的に行うことが望ましい．

3. マルウェア対策

1）マルウェアとは

　通商産業省（当時）が告示したコンピュータウイルス対策基準[2]（1995年告示，2000年最終改定）によれば，**コンピュータウイルス**とは，第三者のプログラムやデータベースに対して意図的に何らかの被害を及ぼすようにつくられたプログラムであり，(1) 自己伝染機能，(2) 潜伏機能，(3) 発病機能のうちひとつ以上を有するもの，とされている．これが（広義の）コンピュータウイルスの定義である．自然界のウイルスは宿主の細胞を利用して自己増殖するが，（広義の）コンピュータウイルスのなかには，自然界のウイルス同様，侵入したコンピュータのプログラムを借用して自己増殖を図るもののほかに，自分自身のプログラムで独立して自己増殖できるものもあり，前者を（狭義の）コンピュータウイルスと呼ぶこともある．このように，同じコンピュータウイルスという用語でも，意味が異なり混乱が生じる可能性があるため，ユーザやマシンに被害をもたらすようなプログラム全般を称して**マルウェア**という用語が使用されるようになってきた．マルウェアとは malicious（悪意のある）と software（ソフトウェア）を組み合わせた造語であり，コンピュータに被害をもたらす悪意のあるプログラムの総称である．NIST（米国標準技術研究所）によれば，マルウェアとは，情報システムの機密性，完全性，可用性に悪影響を与える不正な処理を行うことを目的としたソフトウェアまたはファームウェアと定義されている[3]．

2）マルウェアの種類

　NISTの示すマルウェアの例としては，（狭義の）ウイルス，ワーム，トロイの木馬など，宿主に感染するプログラムのほか，スパイウェアやある種のアドウェアも挙げられている[3]．
- **ウイルス**：宿主のプログラムの一部を利用したり改変したりして増殖する
- **ワーム**：自分のプログラム単独で増殖する
- **トロイの木馬**：一見無害なソフトウェアに仕込まれたプログラム
- **スパイウェア**：ユーザの個人情報や機密情報を収集し第三者に転送することを目的としたプログラム
- **アドウェア**：デバイスに広告を表示するプログラムの総称であるが，とりわけ不要な大量の広告を表示したり，個人データをアドウェア作成者に転送したりするプログラムをマルウェアとして扱う

　マルウェアはすべて人間によって生み出されたプログラムであり，自分のコンピュータの外部から侵入するものである．インターネット普及以前は，フロッピーディスク等のメディアによってマルウェアに感染するケースがほとんどであり感染範囲も限局されていた．しかしながら，インター

[*1] Kensington社が提唱し，固定用のケーブルを装着するためにPCや周辺機器の側面部に設けられている 3 mm × 7 mm の穴のこと．

ネット普及後はメディアのほかにインターネット自体が感染経路となったことで，感染は以前より急激かつ広範囲にわたるようになった．近年では**ランサムウェア**と呼ばれる，コンピュータのデータを人質に身代金を要求するタイプのマルウェアが病院の電子カルテシステムに感染するなど，患者の命と引き換えに金銭を要求するきわめて悪質なマルウェアも出現した．

3）マルウェア対策

マルウェアへの対策には，人間の感染症への対策と同じ手法が応用できる．すなわち，①宿主，②病因，③感染経路への対策である．

①の宿主対策としては，コンピュータのセキュリティアップデートをこまめに行うことである．OSやアプリケーションなどには開発，公開段階で見過ごされたセキュリティ上の脆弱性（**セキュリティホール**）があり，それを狙ったマルウェアは非常に多い．2001年から2002年にかけて猛威を振るったNimdaと呼ばれるワームは，Windowsサーバのセキュリティホールを突き，そのサーバ上のウェブサイトを閲覧しただけでユーザのマシンに感染するとともに，ユーザのマシンのメール管理を乗っ取り，そのマシンに記憶されているメールアドレス宛てに電子メールをばらまくプログラムを兼ね備えていたため，感染は瞬く間に拡大した．OSやアプリケーションのメーカーは，セキュリティホールを補修するために，インターネットを通じてアップデータを配布している．近年ではセキュリティホールが発見された後，アップデートされる前の間隙を狙った**ゼロデイ攻撃**も問題化している．アップデータがリリースされたら早めに更新するのが宿主対策の基本である．

②の病因対策としては，マルウェアを発見し駆除できるアプリケーションの導入が効果的だ．ただし，日々新しいマルウェアが出回っているため，導入以降に出現したマルウェアには無力である．ほとんどのマルウェア対策ソフトはインターネットを通じて定義ファイルをアップデートできるようになっているので，導入以降は定期的なアップデートを心がけたい．

③の感染経路については，メディア経由の場合とインターネット経由の場合がある．前者の対策としては，信頼できないUSBメモリを不用意にコンピュータに挿さないなどの注意が必要である．後者の対策としては，機関もしくは個人単位でファイアウォールを設置し不要なポートをフィルタリングしたり，メールサーバや個人レベルで電子メールのスキャンをするなど，被害者にも加害者にもならないための対策が必要であろう．万が一感染が発覚した場合には2次被害を食い止めるためにネットワークのケーブルを抜くなどの処置が必要である．また，怪しげなウェブサイトを訪問しない，怪しげな電子メールは読まない，迷惑メールフィルタなどで目に触れる前に削除するなどの対策も今後ますます重要になるだろう．

引用文献
1）厚生労働省：医療情報システムの安全管理に関するガイドライン第6.0版．2023．
2）経済産業省：コンピュータウイルス対策基準．https://www.meti.go.jp/policy/netsecurity/CvirusCMG.htm
3）National Institute of Standards and Thchnology：Mobile device security: Corporate-owned personally-enabled (COPE). 2020. https://doi.org/10.6028/NIST.SP.1800–21

2-4 情報発信について

Essential Point

● 電子掲示板（BBS）
● メーリングリスト（ML）
● ブログ（blog）
● ソーシャルネットワーキングサービス（SNS）
● ソーシャルメディアの特性
・インターネットを通じて情報の拡散が容易に行われうる.
・相手の反応が遅れて発生する.
・一度発信した発言はインターネット上から容易に消去できない.
・インターネット上のさまざまな情報を組み合わせて個人が識別可能

　前項までは情報や知識をいかに生み出すかということを中心に述べてきた. しかし, しかるべき人と情報や知識を共有するには何らかの方法を用いて発信していく必要がある.

　近年ではインターネットの普及に伴って, 多様な選択肢のなかから情報発信の方法を選べるようになった. 以下にインターネットを利用した情報発信のおもなものについて概観してみたい.

1. 電子掲示板

　電子掲示板は BBS（bulletin board system）とも呼ばれ, インターネット以前の PC 通信の時代から普及していたものである. そのため, インターネットが広まる比較的早い段階からウェブ上で提供されており, 実際インターネット上にはさまざまな BBS が存在する. BBS の特徴は, ひとつの話題（トピック）に対してその BBS を閲覧した多くの人々が返答（レスポンス）を行うことにより一連の議論のまとまり（スレッド）を形成し, 情報の共有や意見交換を行える点にある.

　BBS による情報発信は, すでにある BBS に新たなトピックを立てたり, ほかの人の立てたトピックに返信することにより行う. あるいは, 種々の企業から提供されている無料掲示板を利用して, ある特定の話題に関する BBS を自ら作成, 公開することも可能である.

2. メーリングリスト

　メーリングリスト（ML）は, インターネット上のリストサーバに登録したリストアドレスにメンバーの電子メールアドレスを登録することにより, リストアドレスに電子メールを送信すれば登録されているすべてのメンバー宛てにその内容が同報できる仕組みである. 世界中にはさまざまな看護系の ML がある. 「看護　メーリングリスト」で検索すれば, 日本にも日本看護科学学会による「JANS 若手の会」[1] などいくつもの ML が存在することがわかるであろう. 多くの BBS が登録を条件としないゲスト投稿を認めているのと異なり, ML の場合はあらかじめメールアドレスの登録手続きをする必要があるだけに, その話題に対して高い関心とある程度の責任をもつ人々でメンバーが構成されうるという特徴がある.

　ML による情報発信は, すでに運用されている ML にメンバー登録したのちリストアドレス宛

てに電子メールを送信することで行う．もし，適切な ML が存在しなかったり，研究会や同じ関心をもつ人々を中心に ML を立ち上げるような場合には，Google グループ[2] などで新規に ML を構築するという方法がある．

3. ブログ

ブログ（blog）は web log の略であり，もともと英語圏ではインターネットで発見したウェブページを自分のサイトで紹介する「ウェブの紹介日誌」のことを指していた．現在わが国では「ウェブで公開する自分の日誌」という意味で使用されており，狭義にはインターネット上のブログ構築ツールを使用して公開されたものをとくにブログと呼ぶようになってきている．

ブログ普及最大の理由は，個人で情報を発信するという潜在的なニーズの存在があげられる．もちろんブログ普及以前から個人のウェブサイトはまさしく個人で情報を発信するためのものであったわけだが，サイト構築の際にはサーバや HTML，ファイル転送に関する知識が不可欠であったため，個人が情報を公開するには技術的なハードルが高かったのである．ブログでは，サイトの更新をすべてウェブブラウザから行えるので，ウェブ上に記事を掲載するのにサーバや HTML の知識は必要ない．現在，多くの業者が無料でブログ構築ツールとブログサイトのレンタルを提供していることがブログが普及した要因である．

4. ソーシャルネットワーキングサービス（SNS）

その目的が何であれ，人と人とのつながりやメンバー間の交流に焦点をおいたサービスを**ソーシャルネットワーキングサービス（SNS）**と呼ぶ．そのサービスの大部分はソーシャルネットワーキングサイトによって提供されており，米国 Google が 2004 年 1 月にリリースした「Orkut」によって広く世間に知れ渡ることとなった．同じ年の 2 月に米国の大学生に公開され，2006 年 9 月に一般公開された「Facebook」[3] は 2023 年第 3 四半期において 30.5 億人の月間アクティブユーザを擁する [4] 世界最大の SNS である．わが国では LINE が 2023 年 6 月 30 日において，9,500 万人の月間アクティブユーザを擁する [5] 国内最大の SNS プラットフォームになっている．以下，YouTube，X（旧 Twitter），Instagram，Facebook と続く．

5. ソーシャルメディアの可能性と課題

ソーシャルメディアとは，ネット上で双方向のコミュニケーションを促進する仕組みを有するウェブサービスを指す [6]．

ソーシャルメディアには，①面と向かってとるコミュニケーション（オフラインコミュニケーション）の補完，および，ソーシャルメディアを契機とする新たなコミュニケーションへの促進効果，②身近な不安や問題の解決の実現，③孤立する可能性の高い人も含め人と人とが支えあうためのツール，および，ICT という新しい枠組みによる幅広い層を包摂するためのツールとしての可能性が期待されている [7]．

一方，ソーシャルメディアでは，①インターネットを通じて情報の拡散が容易に行われうる，②直接相手と話し合えば同時進行で見えるはずの相手の反応が遅れて発生する，③一度発信した発言はインターネット上から容易に消去できない，④インターネット上のさまざまな情報を組み合わせ

て個人が識別されうるなど，従来のコミュニケーションとは異なるタイプの特性をふまえた運用が必要になる．

①については，自分が発信した情報に対して適切な共有範囲を設定することが必要となるが，スクリーンショットやコピー＆ペーストによる記事の複製が容易にできる点や，Facebook の「シェア」機能や X の「リポスト」（旧 Twitter の「リツイート」）機能などで，当初想定した共有範囲を超えた情報の拡散が可能な点を考慮すると，いったん投稿した記事の流通に関してはすでに投稿者のコントロールの範囲外にあるという認識をもつことが大事だ．共有範囲を設定した投稿であっても，インターネット上に公開するのと同様の配慮を払う必要がある．

②面と向かって話をしていれば，相手の反応や表情などで自分の発言が誤解されないようなコミュニケーションを同時進行的にとることが可能だが，ソーシャルメディアがいくら双方向的なコミュニケーションツールとは言っても，自分の発言と相手の反応が同時に進むことはない．自分の発言が誤解を生む可能性をつねに考慮し慎重に文章を書くことが必要となる．

③については，発言した記事そのものを削除したとしても検索サイトのキャッシュに当該記事が残っている場合がある．また，前述したように記事の複製は容易なので，いったん投稿した発言を「なかったこと」にはできないという認識をもって投稿する必要があると考える．

④ハンドルネームを用いた投稿であっても，過去の投稿内容やその投稿者が利用しているほかのソーシャルメディアとの情報を突合することで個人が特定されうることは数々の事例が示している．ハンドルネームによる投稿においても，節度ある発言内容が求められるゆえんであろう．

もちろん，ソーシャルメディアは，有力なコミュニケーションツールのひとつであることは間違いない．これらソーシャルメディアの特性を知ったうえで，情報の流通や円滑なコミュニケーションに利用していくことが求められるのである．ソーシャルメディアには，機関や組織にガイドラインが設けられている場合も少なくない[*1]．自分の所属する組織にガイドラインが設けられている場合には，その内容をよく確認しておく必要がある．

引用文献

1) 日本看護科学学会：JANS 若手の会メーリングリストのご案内．
　https://www.jans.or.jp/modules/young/index.php?content_id=2
2) Google グループ．https://groups.google.com/
3) Facebook．http://www.facebook.com/
4) Meta：Meta Reports Third Quarter 2023Results．
　https://s21.q4cdn.com/399680738/files/doc_financials/2023/q1/Earnings-Presentation-Q1-2023.pdf
5) LINE：LINE キャンパス，LINE の特徴やユーザーを知る．
　https://campus.line.biz/line-ads/courses/user/lessons/oada-1-2-2
6) 総務省情報通信国際戦略局情報通信経済室：次世代 ICT 社会の実現がもたらす可能性に関する調査研究　報告書．2011．
　https://www.soumu.go.jp/johotsusintokei/linkdata/h23_05_houkoku.pdf
7) 総務省：第 3 章第 2 節 ソーシャルメディアの可能性と課題，平成 23 年版情報通信白書―共生型ネット社会の実現に向けて―．
　pp155-181，ぎょうせい，2011．

[*1] たとえば，IBM ソーシャルコンピューティングのガイドライン（https://www.ibm.com/blogs/think/jp-ja/social-computing-guideline）や聖心女子大学におけるソーシャルメディア扱いのガイドライン（https://www.u-sacred-heart.ac.jp/assets/images/student-support/campus-life/guide/socialmedia.pdf）など．

第**3**章 情報倫理と法

3-1 情報倫理とは

この項目で学ぶこと

- ●「倫理」と「道徳」の違い
- ●「情報倫理」誕生の歴史的背景と「コンピュータ倫理」との違い
- ●高度情報化社会における「情報モラル」の重要性
- ●「電子カルテ」をめぐる情報倫理的課題

3-1-1 「倫理」と「道徳」の違い

Essential Point

「倫理」：仲間同士の「秩序（ルール）」という点で社会的・共同体的性格が強く，そのためエシックスは，社会的性格である「人と人との間」という意味合いをより意識して「人倫」と訳されることもある．

「道徳」：個人の自律的性格が強く，社会的・共同体的なルール，たとえば「法律」のような外的な強制力に従う（罰せられるのがいやだから）のではなく，内面的な動機（良心の声など）に従って行動することである．

　「倫理」という言葉を耳にすると，それだけで「難しい」であるとか，「当然，人として守るべきこと」など，さまざまなイメージが浮かんでくるだろう．この言葉を正確に定義することは，実はそう簡単なことではない．たとえば，世間に出回っている一般的な辞書をひもといてみると，そこには「行動の規範としての道徳観や善悪の基準」であるとか，「人倫のみち．道徳の規範となる原理」，さらには「倫理学の略」とさえ記されているものもあり，これでは漠然としていてわかったようなわからないような感覚になる人も少なくないだろう．

　「倫理学」についても，「道徳とは何か，善悪の基準を何に求めるべきかなどを通して，社会的存在としての人間のあり方を研究する学問」や，「社会的存在としての人間の間での共存の規範・原理を考究する学問」といった解説が多く，結局，こうした辞書に書かれている「道徳」とか「規範」という言葉が，「倫理」という言葉とどう違うのか，どう関係しているのかが不明なので，すっきりしないままになってしまうのだろう．

　「道徳」もまた一般の辞書では，「人の踏み行うべき道」や，「社会生活の秩序を保つために，一人ひとりが守るべき行為の基準」と解説されていることが多く，これだとやはり「倫理」との違い

がよくわからない．そこで，語源からたどってみると，倫理は英語では ethics（エシックス），ドイツ語では Ethik（エーティク），フランス語では éthique（エティケ）であるが，これらはすべて古代ギリシャ語の ἦθος（ethos：エートス）に由来する．エシックスの語源であるエートスは「慣れ親しんだ場所」を意味し，やがてそこから転じて共同生活を営むうえでの「習俗」や「慣習」を意味するようになった．

他方で，道徳は日本語でもカタカナで「モラル」と言うことがあるように，英語では moral（モラル），ドイツ語は Moral（モラール），フランス語も morale（モラール）である．語源はすべてラテン語の mos（モース），複数形は mores（モーレス）であり，その意味は「風習」や「習慣」を表していて，古代ローマ人は「mos majorum　モース・マイヨールム（祖先の風習）」という諺を大切にしたとも言われている．

このように西洋においては，エシックスの語源であるエートスも，モラルの語源であるモースも，どちらも「慣習」や「習慣」という意味を有していることから，倫理も道徳もことさらに区別しないで用いていることも少なくない．歴史的にも，キケロ（BC106-BC43）という哲学者が，ギリシャ語の ἦθικά（ethica：エティカ）をラテン語に翻訳しようとした際，moralis（モラリス）という語を用いているように，もともとは同じ意味であるということになる．

しかしながら，漢字としての語源をたどると，倫理の「倫」は「同列に並んだ仲間」を表していて，もともと社会的秩序や，人と人との「間」という意味をもつため，仲間関係における「秩序（ルール）」という意味合いを有している．

一方で，道徳の「徳」は，最初は「直線」の「直」と「心」を組み合わせた「悳」と書いて，「まっすぐな心」を表していた．その後，「彳（ぎょうにんべん）」を加えて「まっすぐな正しい行い」へと変化し，現在の「徳」という漢字に至ったとされている．徳は「人徳」という表現にも用いられるように，「個人が備えておくべき性質」という意味合いが込められていることになる．

以上から，西洋語としてとらえるなら倫理も道徳も大きな違いはないと言うべきだろうが，漢字の語源をふまえて日本語としてのニュアンスを意識し，両者を区別するなら以下のように整理できる．「倫理」は仲間同士の「秩序（ルール）」という点で**社会的・共同体的性格**が強く，そのためエシックスは，社会的性格である「人と人との間」という意味合いをより意識して「人倫」と訳されることもある．それに対して「道徳」は，**個人の自律的性格**が強く，社会的・共同体的なルール，たとえば「法律」のような外的な強制力に従う（罰せられるのがいやだから）のではなく，内面的な動機（良心の声など）に従って行動することである．

3-1-2 「情報倫理」誕生の歴史的背景と「コンピュータ倫理」との違い

Essential Point

- 情報倫理は，応用倫理学（applied ethics）の一領域として分類される．
- 情報倫理は歴史的には当初，「コンピュータ倫理（computer ethics）」と言われていた．
※その対象もコンピュータの専門家のみを対象とする「職業倫理（professional ethics）」という意味合いが強かった．

↓

しかし1990年代以降の急速なパーソナルコンピュータ（パソコン）やインターネットの普及に伴い，一般市民の誰もが「情報受発信の主体者」となりうる時代を迎えた頃から，その対象は拡大

⇒情報を発信したり受信したりする一人ひとりの人間の行動に求められる道徳性，すなわち「情報モラル」が強く要求される時代を迎える．
<u>コンピュータ倫理は「情報倫理（information ethics）」へと変貌</u>

　先述したように「倫理学」とは，主として「善とは何か？」「悪とは何か？」「どう行動すべきか？」などを問題にする人間の生き方についての学問である．こうした問題に対する理論的立場の違いによって，数多くの倫理学説がある．そうしたさまざまな倫理学説が提示する抽象的な（たとえば「嘘をついてはならない」「人間の尊厳を尊重しなさい」といった）道徳的な原理や原則を，現実の社会のなかで起こっているさまざまな問題や課題に「応用する」という倫理学が，1980年代頃から注目されるようになってきた．それを，「応用規範倫理学」，または規範という名称を省略して「**応用倫理学（applied ethics）**」という．応用倫理学と呼ばれる学問領域には，医学・医療に関連するものとしては，生命倫理，医療倫理，看護倫理などがあり，そのほかには環境倫理，ビジネス・エシックス（企業倫理）などが代表的である．

　「情報倫理（information ethics）」とは，上述のような生命倫理や環境倫理などと同じように，応用倫理学の一領域として，1980年代頃に登場したとされる．当初，コンピュータを用いたネットワーク通信に特有の倫理的問題を扱う領域として「**コンピュータ倫理（computer ethics）**」と称されていた．また，その対象もコンピュータの専門家のみを対象とする「**職業倫理（professional ethics）**」という意味合いが強かった．パソコンが誕生し，一般に普及し始めるのは1980代以降であり，日本においていわゆる「ワープロ（ワードプロセッサ）」が最初に販売されたのは1978年であった．そのワープロも定価は数百万円であり，幅も高さも1メートル，奥行きは80センチというものであった．こうした時代的制約を背景とし，情報倫理とはもっぱら，コンピュータを専門的に取り扱う者にのみ求められるものであった．1985年に「コンピュータ・エシックスとは何か（What Is Computer Ethics？）」という先駆的な論稿を記したジェームズ・H・ムーア[1]によると，コンピュータ倫理の課題とは，「計算機テクノロジーの社会的影響の本質と，こうしたテクノ

---

[1] Moor JH : What Is Computer Ethics? Metaphilosophy, 16 : 266–275, 1985. この論稿がはじめて「コンピュータ倫理」という用語を使用した学術論文だと言われている．その後，この論稿はJohnson DG, Nissenbaum H (ed.) : Computers, Ethics & Social Values, Prentice Hall, 1995に再収録された．

表 3-1　インターネットの普及に伴い顕在化した情報倫理的な問題の分類

主に精神的な被害を受けるもの	個人情報の漏えい，プライバシーの侵害，嫌がらせ・誹謗中傷，差別表現，有害情報，デマ情報，迷惑メール，チェーンメールなど
主に経済的な被害を受けるもの	各種売買のトラブルなど
犯罪とされるもの	ネットストーカー，名誉毀損，麻薬等違法物の販売，わいせつ図画の提示・販売，知的所有権の侵害，不正アクセス，サーバへの攻撃など

ロジーの倫理的な利用の方針に関する策定，正当化，分析を行うこと」とされている．

　しかし，1990 年代以降の急速なパーソナルコンピュータ（パソコン）やインターネットの普及に伴い，一般市民の誰もが「**情報受発信の主体者**」となりうる時代を迎えた頃から，その対象は拡大していく．インターネットの世界では，一見すると「匿名性」（個人が特定されにくいという性質）が高いと思われたために，表 3-1 に示すような「モラル（道徳性）を欠いた行動」が頻発するようになってきた．こうして，高度情報化社会において情報を発信したり受信したりする一人ひとりの人間の行動に求められる道徳性，すなわち「**情報モラル**」が強く要求される時代を迎えることになった．「情報」という概念そのものの多義性や多面性が社会的にも大きなインパクトを与えるようになるにつれ，コンピュータ倫理は「情報倫理（information ethics）」へと変貌を遂げた．

3-1-3　高度情報化社会における「情報モラル」の重要性

Essential Point
- 高度情報化社会は「IoT 社会」へと進展しつつある．
- 日本の医療界における「IT 化」の歴史と「オーダーメイド医療」としてのゲノム医療
  　近年，個人情報の漏えい事件・事故が相次いで発生
  ※もし情報漏えいがきわめてプライバシー性の高い医療情報であったら……
  　⇒医療従事者に対しては高い「情報モラル」の意識が求められることは当然！

　高度情報化社会と呼ばれる現代社会は，いまや「**IoT 社会**」へと進展しようとしている．こうしたなか，「IT 化」の波は日本の医療界にも否応なく押し寄せてきた．まずはレセプトコンピュータで活用されてきたオーダエントリシステムと電子カルテシステムとの連携による医療費の適正化や，POS データ管理システム[*2]を応用したバーコード方式による医療事故の防止，施設間ネットワークを活用した患者情報の共有化など，コンピュータやネットワークの活用によるさまざまな効果が期待された．

　日本医師会も，各医療現場に標準化されたオンライン診療レセプトシステムを導入し，互換性のある医療情報のネットワークを活用した共有化を可能とする「**ORCA プロジェクト**」[*3]を軸とする「**日医 IT 化宣言**」を 2001 年 11 月に行っている．また厚生労働省も同年の 8 月に発表した，「保健

[*2] マーケティングで用いられる販売時点（小売店頭）において販売活動を総合的に把握するデータ管理システムを指し，正式には「販売時点情報管理システム（point of sales system）」と呼ばれる．

医療分野の情報化に向けてのグランドデザイン」[*4] という検討報告文書のなかで，地域医療連携システムの核となるような電子カルテの導入を推進し，2006 年度までに全国の 400 床規模以上の病院の 6 割以上に，全診療所でも 6 割以上に普及させることをうたっていた．

　さらには，この当時からヒトゲノム解析計画の医療分野への応用として，**SNP（遺伝子多型のひとつ）** と呼ばれる個々人の遺伝子情報の差異に基づき，それに合わせた予防，投薬，治療を可能にする「**ゲノム創薬**」や「**オーダーメイド医療**」の可能性がはなばなしく紹介され，書店には「ゲノム・ビジネス」に関する書籍が溢れていた．

　こうした遺伝子レベルから日常の診療情報に至る，個々人のさまざまな医療情報が，IT 化の波のなかで次々と電子化され，網の目のようなネットワークの上を飛び交うことになる．そんな「**電子医療情報社会**」の到来は，もはや遠い未来のことではない．電子化された医療情報のもつ意義は，今後ますますその重みを増していくことになるだろう．そうした社会では，電子医療情報が人間一人ひとりの命を左右する社会になっていることが予測される．ところが近年，個人情報の漏えい事件・事故が相次いで起こっている．こうした情報漏えいが，もしもきわめてプライバシー性の高い医療情報であったら，と考えると，電子化された医療情報はもちろん，あらゆる医療情報の管理・活用にあたっては，よりいっそう堅牢なセキュリティ体制と法的整備が，そして医療情報にかかわるすべての医療従事者に対しては，高い「情報モラル」の意識が求められることは当然と言える．

3-1-4 「電子カルテ」をめぐる情報倫理的課題

Essential Point

「電子カルテ通知」3 つのポイント
①真正性の確保：故意または過失による虚偽入力，書き換え，消去および混同を防止すること．作成の責任の所在を明確にすること．
②見読性の確保：情報の内容を必要に応じて肉眼で見読可能な状態に容易にできること．情報の内容を必要に応じてただちに書面に表示できること．
③保存性の確保：法令に定める保存期間にわたって，復元可能な状態で保存すること．
　※上記 3 つの条件を満たす「技術（テクノロジー）」はもちろん重要だが……
　　⇒セキュリティ技術の強化だけでは電子カルテ情報に対して「正当なアクセス権限を有する人物」，つまり職業倫理上，守秘義務を遵守しているはずだった「信頼ある内部関係者（trusted insider）」による情報漏えいまでは防ぎえない！

　国内における医療情報の電子化，いわゆる「電子カルテ」をめぐっては，各都道府県知事宛てに

[*3] ORCA（オルカ）とは，日本医師会が 2001 年に提唱した「日医標準レセプトソフト」の通称．Online Receipt Computer Advantage（進化型オンラインレセプトコンピュータシステム）の略．OS は Linux を使用する．基本構想としては，ORCA ネットワークセンターを設置し，各病院・診療所の「レセコン（レセプトコンピュータ）」をネットワークの端末とすることによって，各種医療機関を結ぶ巨大ネットワークの構築を目指していた．しかし他方で，これは医療情報の中央集権的な一元管理であるとして，当時 ORCA に必ずしも参加することを望まない医師や医療機関も存在していた．

[*4] 詳細は，厚生労働省ウェブサイトのなかの「報道発表資料 2001 年 8 月分」（https://www.mhlw.go.jp/houdou/0108/h0808-4.html）を参照．

　健康政策局長，医薬安全局長，保険局長の連名による「診療録等の電子媒体による保存について」（以下，「電子カルテ通知」）という通知が1999年4月22日付で出されたことによって，診療録を含めた医療情報の電子媒体への保存が厚生省（当時）によって承認された．これを契機に，各県レベルで電子カルテ連携システムを用いた地域医療情報ネットワークの構築に拍車がかかることになった．

　情報倫理的観点から見た際に，この「電子カルテ通知」において注意すべき点は，「電子保存する場合に満たされなければならない基準」としてあげられている以下の3つの条件と，その後に付随して記されている「留意事項」である．

①真正性の確保：故意または過失による虚偽入力，書き換え，消去および混同を防止すること．作成の責任の所在を明確にすること．

②見読性の確保：情報の内容を必要に応じて肉眼で見読可能な状態に容易にできること．情報の内容を必要に応じてただちに書面に表示できること．

③保存性の確保：法令に定める保存期間にわたって，復元可能な状態で保存すること．

　これら3つの条件は，とくに最初の「真正性」において触れられている入力データの改竄防止という点をはじめとし，おもに電子データを保護するに際しての「技術的な問題」について述べている．こうしたデータ改竄防止や電子カルテ情報の漏えいを防止するためのさまざまな技術開発はきわめて重要なことであるし，それを進歩させなくてはならないことは言うまでもない．実際，多くの地域医療情報ネットワークでも，病診連携のオンラインネットワークには専用線を用い，インターネットを経由する場合には暗号化ルータを用い広域VPN（virtual private network）によるインフラストラクチャーを構築し，ネットワークのセキュリティ向上に努めている．

　真正性の確保についてもハッシュ管理[*5]を行い，カルテの内容を修正する場合には入力者認証を行ったうえで，前入力値を削除することはできず必ず二重線が記入されるようになっているところも多く，前のデータと新しいデータとの異同も確認できるようにされているなど，診療情報の特性を重視した工夫もなされている．さらに文書の入力者および参照者全員のアクセスログ情報を管理することによって，興味本位でカルテ情報にアクセスできないようにするなどの試みもなされている．

　ところが，実際にはこうしたセキュリティ技術の強化だけでは電子カルテ情報に対して「正当なアクセス権限を有する人物」，つまり職業倫理上，守秘義務を遵守しているはずだった「信頼ある内部関係者（trusted insider）」[*6]による情報漏えいまでは防ぎえない．患者の情報に正当にアクセスする資格のある人物が情報漏えいを行っている場合には，上述のような「技術依存型プライバシー保護政策」は，その弱点を露呈することになる．

　情報セキュリティにとっての脅威は「外部からの侵入（outsider）」によるものであると考えら

[*5] ハッシュ（Hash）とは「寄せ集め」という意味で，コンピュータ上のデータを「寄せ集め」られた値（＝ランダムに見えるハッシュ値）に変換して管理すること．この管理をしておけば，送信する前の電子メールのハッシュ値と，受信した電子メールのハッシュ値を比較することで，受信後のメールに後から「改竄」がされていないかを確認することができ，またダウンロードしたファイルのハッシュ値と，ダウンロード元のハッシュ値が一致すれば，ファイルが壊れていないと判断できる．

[*6] Alpert S : Health care informatics: access, confidentiality, and good practice. Ethics, Computing, and Medicine: informatics and the transformation of health care (ed. by Goodman KW), pp75-101, Cambridge University Press, 1998.

れがちであるため，それを前提とした技術的強化が図られることが多い．しかしながら最大の脅威はむしろ「内部からの侵入」，すなわち施設内職員によるものである．センシティブ情報[*7]にとっての真の脅威は，患者の医療情報に「正当にアクセスする権限を有する者」によってなされてしまう「不適切なアクセス」である．これが「信頼ある内部関係者」問題と呼ばれるものである．しかも，こうした内部関係者による情報漏えいが厄介なのは，それが故意や悪意からなされるばかりでなく，プライバシーポリシー[*8]の未整備や，病院職員のプライバシーに対する理解不足や誤解などの過失から生じるという偶発性を有している点である．

　一般的な総合病院の外来患者を想定した場合，50人から70人程度の病院関係者が，ひとりの患者のカルテにアクセスする必要があると言われており，時には100名以上もの職員がアクセスしているという報告もある[*9]．こうした「正当なアクセス権限を有する職員」には，医師や看護師をはじめ，薬剤師，臨床検査技師，ソーシャルワーカー，診療情報管理士などの医療スタッフ，そして大学病院であれば医学生や看護学生など，さまざまな職種が含まれる．これほど多くの病院関係者がアクセスする患者の「個人情報」に対するプライバシーの侵害は，たったひとりの不注意で起こってしまうのである．

　電子化された医療情報の大きな利点は，データ活用の利便性の高さにある．しかしこの利便性の高さは「諸刃の剣」でもある．電子カルテシステムは時に，「好奇心にあふれた」医師や看護師に，自分が直接担当していない患者のカルテを「のぞき見てしまう」という誘惑を与えることがある．米国学術研究会議（National Research Council：NRC）によって1997年に実施された医療情報のプライバシーに関する調査報告によると，医療情報に対して「信頼されてきた内部関係者」によって引き起こされる「3つの脅威のレベル」が，以下のように定義されている[*10]．

①「悪意のない」ミスによって守秘情報を過失で漏えいしてしまうインサイダー
②アクセス権を濫用するインサイダー
③自覚的に悪意をもって，自己利益のために悪用するインサイダー

参考文献

1）　水谷雅彦，越智貢・他〔編著〕：ライブラリ電子社会システム5　情報倫理の構築．新世社，2003.
2）　開原成允〔監〕，羽生正宗〔著〕：医療機関のための個人情報保護対策—プライバシーマーク・ISMS認証取得ガイドブッ

[*7] 個人情報のなかでも特に取り扱いに注意すべき情報のこと．たとえば，金融機関等でやりとりされる「信用情報」と呼ばれるもののなかには，個人の資産や負債，収入，支出や過去の債務状況，与信額，取引口座，債務の返済状況などが含まれており，こうした情報から，ある特定の個人の財産や債務の状況がわかってしまう．もしこうした情報が漏えいして悪用された場合，当該個人の生命・身体および財産などに危害や損害が及ぶことになる．とくに「医療情報（看護実践上において必要な看護情報も含む）」は，患者の生命・身体に直接大きな影響を及ぼす情報であり，その扱いには十分な慎重さが要求されるセンシティブ情報である．

[*8] 個人情報を取り扱う各事業者，たとえば医療事業者である病院として，患者・家族等のプライバシーをどのように保護し，取り扱うのかに関するポリシー（＝指針）のこと．個人情報保護法の定めるところにより，策定することが求められている．

[*9] Siegler M：Sounding Boards. Confidentiality in medicine—a decrepit concept. N Engl J Med, 307：1518–21, 1982.

[*10] National Research Council (US) Committee on Maintaining Privacy and Security in Health Care Applications of the National Information Infrastructure：For the Record Protecting Electronic Health Information. National Academies Press, Washington, D.C., 1997.

ク．じほう，2005.
3）板井孝壱郎，村岡潔〔編著〕：シリーズ生命倫理学16　医療情報．丸善出版，2013.
4）Alpert S : Health care informatics: access, confidentiality, and good practice. Ethics, Computing, and Medicine: informatics and the transformation of health care (ed. by Goodman KW), pp75–101, Cambridge University Press, 1998.

3-2 プライバシーと守秘義務

この項目で**学ぶ**こと

- ●看護情報学において，プライバシーの概念の理解がなぜ必要か．
  - ・プライバシーの概念の変遷
  - ・法律的側面としてのプライバシーの権利
  - ・看護場面において，どのようなことがプライバシーの問題となりうるか
- ●守秘義務とプライバシーの関連を知り，情報プライバシーについて考える．
  - ・法的な守秘義務
  - ・倫理的な守秘義務
  - ・守秘義務とプライバシーの違い

3-2-1 プライバシーの概念の変遷

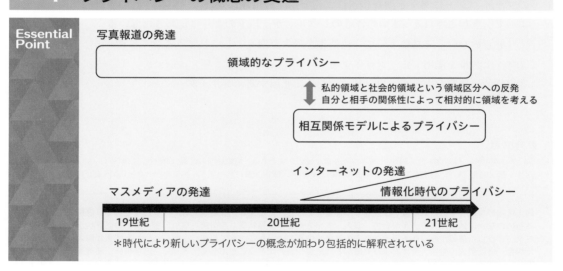

　プライバシーは，日常的に使われている言葉であるが「プライバシー」の定義はいまだに明確となっていない．プライバシーの概念は，「プライバシーの権利」という考え方とともに，法律的な解釈において発展し，社会生活や環境の変化とともに変化してきた．

　プライバシーの概念の基礎となったのは，1890年代に自分の私的領域への侵入に関し「そっとしておいてほしい」という，私的領域と社会的領域を分けた「**領域的なプライバシーの概念**」が確立されたことであり，その後，私的領域と社会的領域の区別は，人間の関係性によって変わるという

「相互関係モデルによるプライバシーの概念」が受け入れられるようになった．また，情報化時代を迎え，個人情報が容易に共有されるようになると個人情報管理におけるプライバシーの権利という考え方が発展し「情報化時代のプライバシーの概念」も生まれている．

　このように，プライバシーの概念はひとつの概念としてとらえられておらず，さまざまな概念を包括的に解釈しプライバシーの権利として論じられている．看護場面においてプライバシーとは何かを知るためには，プライバシーの概念の変化をとらえるととともに，法によって保護されるプライバシーにかかわる権利，プライバシーに関する今後の課題を理解する必要がある．

1．領域的なプライバシーの概念

Essential Point	領域的プライバシー	受動的：そっとしておいてもらう
		プロッサー（Prosser WL）によるプライバシーの侵害の概念
		＊プライバシー：以下の状態からの解放 1．個人の隠遁や孤独の侵害，または私事への侵入 2．個人の恥ずかしい私的事実の公開 3．個人を誤った印象で公衆の目にさらすパブリシティ（報道） 4．他人が氏名や肖像を営利的に無断で利用

＊「人格」への不可侵が重要な概念であり，「人間の尊厳」の保護が重要なポイント
＊ 対象となる人の名誉が傷つかなくても，私的領域に不本意に侵入され「人格の尊厳を踏みにじられた」と感じればプライバシーの侵害である

　プライバシーの概念は，歴史的・文化的にさまざまに変化してきたが，基本的人権としてのプライバシー概念が明確にされたのは，法律家であるウォーレン（Warren S）とブランダイス（Brandeis L）が 1890 年に Harvard Law Review に発表した「プライバシーの権利（The Right to Privacy）」である[1, 2]．この時代，写真の技術が進化し，誰もが容易に写真撮影ができるようになり，現代にもつながる「イエロージャーナリズム」と言われた有名人の私生活や個人の秘密を暴露する新聞が読まれるようにった．この技術の進歩とメディアの関係を懸念し，ウォーレンとブランダイスは，「パーソナリティ（人格）の不可侵」をプライバシーの原則とし，プライバシーを「そっとしておいてもらう権利（right to be let alone）」と定義した．この考え方は，現在でも米国におけるプライバシー権の根本となっており，「人格の不可侵性への一般的権利，その人がその人であるという権利」として，社会的な評価だけではなく「人間の尊厳」の保護が重要な概念となっている[1, 2]．

　プロッサー（Prosser WL）はこの考え方を基盤とし，プライバシーの侵害を，①個人の隠遁や孤独の侵害，または私事への侵入，②個人の恥ずかしい私的事実の公開，③個人を誤った印象で公衆の目にさらすパブリシティ（報道），④他人が氏名や肖像を営利的に無断で利用，という４つの類型にプライバシー侵害の様態を分類した[3-5]．

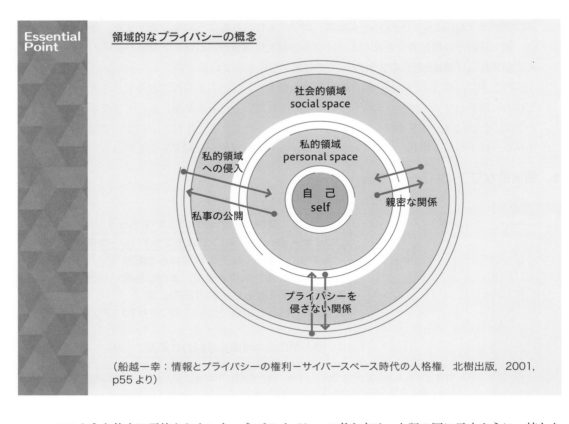

Essential Point 領域的なプライバシーの概念

（船越一幸：情報とプライバシーの権利－サイバースペース時代の人格権．北樹出版，2001，p55 より）

　このような他人に干渉されないというプライバシーの考え方は，上記の図に示すように，核となる内心の自己を守るため，私的領域と社会的領域を二分し境界を設けている状態で，社会的領域においては，社会的役割や規範に拘束されたプライバシーのない公的な領域を意味する．また，私的領域とは，社会的役割や規範への拘束から自由な状態であり，他者との接触制限のもとで個人の自律性が発揮できる領域とされている．

2．相互関係モデルによるプライバシーの概念

Essential Point	相互行為モデルによるプライバシー	相互関係：他者との関係により，相互の自己の領域を変化させる
		片桐によるプライバシーの概念 ＊プライバシー → それが侵されることによって不快感がもたらされる以下の自分の領域の確保 1．パーソナルな空間：占有した空間，空間の使用および皮膜（皮膚や衣服など）による領域 2．個人情報：私的な情報 3．所持物：つねに身につけているものや個人を反映する思い出の品など，個人の延長として考えられる持ちもの ＊私的領域・公的領域の範囲を相手との関係性において変化させることが領域的なプライバシーとは異なる部分である．

　領域的プライバシーの考え方は，広く受け入れられる概念となったが，不可侵領域を単に2領域に区分する考え方は疑問視されてきている[6]．たとえば，夫婦間においても，妻には伝えたくないが，友人には打ち明けられたり，また見ず知らずの人だからこそ話せることもあるだろう．すると，純粋に「私的領域」における情報や状況のみがプライバシーにかかわるということは難しくなる．

　そこで，片桐は，私的領域と社会的領域という概念は残しながら，私的領域と社会的領域とを，他者との関係性において考えることによりプライバシーを論じている．片桐は，プライバシーを「それが侵されることによって不快感をもたらされる自分の領域」と定義し，自分の領域として①パーソナルな空間，②個人情報，③所持物の3つをあげている[6]．この3つの領域は看護場面においては非常にわかりやすいのではないだろうか．①患者の病室（カーテンで仕切られたなか），衣服を着ていない体など，②氏名・年齢・住所のみならず診療歴など，③患者の個人の持ちものなど，これらの領域への侵入に「不快感」をもつかどうかがプライバシーにかかわり，不快感をもつかどうかは，お互いの「関係性」によって変わるということである．

3. 情報化時代のプライバシー

Essential Point	情報化時代のプライバシー	●自己情報コントロール権 　プライバシー権とは，1967年にウエスティン（Westin）によって提唱された概念であり，個人，グループまたは組織が自己に関する情報を，いつどのように，またどの程度他人に伝えるかを自ら決定できる権利． ●忘れられる権利（今後発展すると予測される概念） 　EUにおいて2012年に「一般データ保護規制提案」のなかで示された概念であり，インターネット上に拡散した不本意な情報を忘れられる（削除される）権利（知る権利との対比によりさまざまな議論がある）．

　初期のプライバシー権の確立が「写真」という新技術の登場によってもたらされたように，情報科学分野（コンピュータ，インターネットの利用など）の進歩における社会情勢の変化に伴い，プライバシー権に対する新しい概念が示された．その概念は，**自己情報コントロール権**とされ，1967年にウェスティン（Westin）が「プライバシー権とは，個人，グループ又は組織が自己に関する情報を，いつどのように，またどの程度他人に伝えるかを自ら決定できる権利である」と述べたものである[4]．

　この概念は「自己情報」の範囲をどこまでとするのか明確でなく現実的ではないという議論もあるが，個人情報に人格的な側面が含まれることは明らかである．また，国際看護師協会（ICN）のICN所信声明「患者情報：患者の権利保護（2015年改訂）」では，「……ヘルスケア・サービスを受ける人々が，自身の健康に関する情報の第一の所有者とみなされるべきであり，自ら健康情報にアクセスする権利，また自分の健康情報を他者と共有するかどうかを決定する権利を有する」と明確に述べており，情報化社会のなかにおいて「自己情報コントロール権」は重要なプライバシーの

概念となっている[7].

　また，近年ではプライバシー権のひとつとして「**忘れられる権利**」も議論され始めている．インターネットにより情報が拡散されてしまった場合「デジタルタトゥー」となり，不本意な情報であっても長年公共にさらされる現状から，「忘れられる権利」をプライバシー権のひとつとして考え，インターネット上から削除を求める権利である．EU において 2012 年に「一般データ保護規則提案」のなかで示された最も新しい概念であるが[8]，日本においては法的なプライバシー権とは認められていない．しかし，高度情報化社会において，今後もプライバシーの概念は変化していくことが予測され，医療従事者もこれらの概念を考慮し，患者情報を取り扱う必要がある．2020 年の新型コロナウイルス感染者や家族などに対するインターネット上の誹謗中傷は，この問題の大きさを物語るものであろう．

3-2-2 法律的側面としてのプライバシーの権利

1. 法益としてのプライバシー権

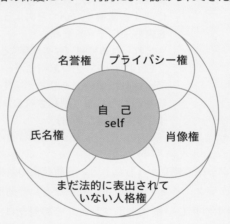

Essential Point

人格権の概念図
● プライバシー保護法という法律はない．
● 概念図に示す人格の保護について判例により認められてきた．

（船越一幸：情報とプライバシーの権利－サイバースペース時代の人格権．北樹出版，2001，p29 より）

　プライバシーの概念は，時代背景により変遷してきたが，概念の根底にあるのは「人間の尊厳」の保護に関する権利である．そのため，プライバシー権は，プライバシー保護法というような法律があるわけではなく，国内外の学説や判例を通して認められてきた「人格」に関する権利のひとつとして法的に認められるようになってきた．

　人格権は，名誉権，氏名権，プライバシー権，肖像権などの総称とされており，それらは互いに独立しているのではなく，それぞれが互いに重なり合って，また時には位置を変えて重なり合って

いる．そのため，プライバシー権が名誉権とかかわっている場合は，プライバシー権が名誉毀損の法理で判断されることがある．人格権に関しては，おもに憲法による保証を受けているとされているが，さまざまな見解があり法的な根拠は明確となっておらず，上記のように国内外の学説や判例を通して法的に判断されている状況である．

一方で，「自己情報コントロール権」や「情報プライバシー」に関する権利は，情報化社会を迎え重要視されてきている．平成17（2005）年に日本においても個人情報の活用と保護の両立を果たすために「個人情報の保護に関する法律」（個人情報保護法）（3-3-1参照）が施行され，そのなかにおいても医療情報は「センシティブ情報」として，取り扱いに配慮を要するものとして定められた．しかし，センシティブ情報は，必ずしも明確な定義がされていなかったため，平成29（2017）年に改正された「個人情報の保護に関する法律」では「人の特性に関する情報（人種，信条，社会的身分など）」「病歴や身体の状況に関する情報」「犯罪・非行などに関する情報」が「要配慮個人情報」とされ，要配慮個人情報の取得は，事前に本人の同意が必要と規定されるとともに，第三者提供のオプトアウト手続きの対象から除外され，より取り扱いに配慮を要することとなった．

個人情報保護法は，基本的にはプライバシーそのものを保護する法律ではなく，個人情報を取り扱う事業者に対し，個人情報の取り扱いに伴い生ずるおそれのある個人の人格的・財産的な権利利益に対する侵害を未然に防止することを目的として，個人情報の取り扱いに関する規律と本人関与の仕組みを具体的に規定した法律である[9]．この法律は，個人の権利を尊重しながら情報を有効活用することを目的としている．このように，個人情報保護法に関しても，「自己情報コントロール権」への配慮という部分において，プライバシーに関連するひとつの法律と言える．たとえば，診療情報の開示や個人情報に関する取り扱いについて希望を出し，それに対し適切な対応をしない場合は，情報コントロール権の侵害というプライバシーの問題となりうると言うこととなる．個人情報保護法は，情報技術が劇的に進化している状況において，3年ごとに見直されることとなっている．今後も，配慮を要する情報の取り扱いについて，変更されていく可能性があるため，継続的な確認が必要である．

現在，プライバシー権を含む人格権は，親告罪である．これらの権利は「告発をしない自由」も保証されているため，親告罪であることはやむをえない状況である．医療施設などにおいては，患者は「治療をしてもらっている，看護を受けている」という立場にあり，プライバシーに関して親告することは難しい環境にある．そのため，看護者はつねに看護の対象者の人権を尊重し，プライバシーに対し配慮することが重要である．

2. 看護場面において何がプライバシーの問題となりうるのか

看護倫理教育が重要視されるようになり，患者への人権的配慮に関しては理解が進み，対象者のパーソナルな空間や所有物などに関するプライバシーは配慮されるようになってきている．以前は，入院中の患者に「おはようございます」と言って，患者の許可なくパーソナルスペースを区切っているカーテンを開ける場面を見ることがあったが，最近では，患者に許可を取りカーテンを開けたり，パーソナルスペースへ入っていくことが通常となっている．

しかし，患者や対象者の個人情報に関しては，患者から「あなただけに話すのよ……」と伝えら

れた内容が患者の看護に重要だと判断すると，患者に同意を得ずに共有することがみられる．また，患者を全人的にとらえるため，細かい生活についての情報収集をしたところ，「そんなことまで話さなくてはいけないのか」と言われることもあるのではないだろうか．このように，個人情報の取り扱いについても患者が不快と感じた場合は，プライバシーにかかわる問題となりうる．保健医療福祉施設においては，プライバシーをつねに最優先に尊重することが難しいことかもしれないが，相互関係モデルが示すように，同じ行為を行ってもプライバシーの侵害があると感じるかどうかは，「医療従事者と援助を受ける対象者との関係性」が重要なポイントとなる．

　そのため，プライバシーの概念をしっかり理解し，どのようなことがプライバシーの問題となりうるか意識したうえで，患者や援助の対象者との信頼関係を築き，プライバシーの問題とならないよう配慮することが大切である．

3-2-3 守秘義務とは

Essential Point

守秘義務とは
秘密＋守る＋義務
秘密を知り得る専門職者に課せられた秘密を守る義務
1）法で定められた守秘義務
2）倫理規定に示された守秘義務

　守秘義務とは，専門職者として知り得た対象の秘密を正当な理由なく第三者へ漏らさないことである．そのため守秘義務は，看護専門職者としての行動の基盤となる義務と言える．しかし，看護実践の場面においては，守秘義務とプライバシー保護が混同して用いられることが多い．個人情報がプライバシーにかかわる現状においては，守秘義務とは何かをきちんと理解しておく必要がある．そのためには，法によって定められている守秘義務と倫理的概念のなかでの守秘義務の両者を知り，プライバシー保護との違いについて理解することが大切となる．

1. 法で定められた守秘義務

Essential Point

資格名	守秘義務に関する法律
助産師	● **刑法第 134 条 1 項** 　医師，薬剤師，医療販売業者，助産師，弁護士，弁護人，公証人又はこれらの職にあった者が，正当な理由がないのに，その業務上取り扱ったことについて知り得た人の秘密を漏らしたときは，六月以下の懲役又は十万円以下の罰金に処する．
保健師・看護師 准看護師	● **保健師助産師看護師法第 42 条の 2** 　保健師，看護師又は准看護師は，正当な理由がなく，その業務上知り得た人の秘密を漏らしてはならない．保健師，看護師又は准看護師でなくなった後においても，同様とする． ● **保健師助産師看護師法第 44 条の 3** 　第 42 条の 2 の規定に違反して，業務上知り得た人の秘密を漏らした者は，六月以下の懲役又は十万円以下の罰金に処する．

守秘義務を明示したその他の法律
1. 母体保護法　第 27 条
2. 精神保健及び精神障害者福祉に関する法律　第 53 条 2 項
3. 感染症の予防及び感染症の患者に対する医療に関する法律　第 74 条
など

　法律という面では，助産師は**刑法第 134 条 1 項**，保健師・看護師・准看護師は，**保健師助産師看護師法第 42 条の 2・第 44 条の 3**によって，現在業務上知り得た秘密だけでなく，離職や廃業等で看護職としての業務に従事しなくなった場合でも，業務上知った患者や利用者などの秘密を漏らしてはいけないことが明記されている[10, 11]．ほかにも，母体保護法（第 27 条）[12]，精神保健及び精神障害者福祉に関する法律（第 53 条 2 項）[13]，感染症の予防及び感染症の患者に対する医療に関する法律（第 74 条）[14]などにおいても，罰則規定とともに業務上知り得た人の秘密を保持しなければならない旨が記載されている．このように，さまざまな法律において看護職者は守秘義務の遵守を義務づけられており，業務上知り得る情報の多くが，プライバシーにかかわる秘密となることがわかる．業務上知り得た人の秘密とは，対象者から直接得た情報だけでなく，電子カルテの記載内容，医療スタッフとの口頭での情報共有，偶然見かけた知り合いの受診・入院などの対象者およびその家族に関する情報すべてを含み，直接，対象者の看護にかかわらない場合でも秘密を知り得ることがある．直接得た情報でなくても，秘密を漏らした場合は守秘義務違反となるため，十分な注意が必要である．

　また，法律的な守秘義務違反の例外として，①法令に基づく場合，②第三者の利益を保護するために秘密を開示する場合，③本人の承諾がある場合などとされている[15]．2005 年 7 月に報じられた判例として，医師が患者の尿検査をして覚せい剤の反応が出た場合，警察に通報することは守秘

義務違反に当たるかどうかについて，最高裁は「必要な治療や検査で違法な薬物を検出した場合，捜査機関への通報は正当な行為で守秘義務に違反しない」との初判断を示した[15]．上記の判例に関しては，「本人の同意を取らず尿検査が実施された」ことが情報収集の方法として適切であったかという問題もあり，最高裁による判決まで2年を費やした．上記②に示す，第三者の利益や公益のために，どの程度どの範囲での情報共有が法的に許されるかの判断に関しては大きな課題であり，公益が重視されすぎれば，プライバシーの侵害となる可能性も視野に入れておかなければならないだろう．

2. 倫理規定に示された守秘義務

Essential Point

倫理規定に示された守秘義務
倫理規定＝専門職者の「行動指針」→ 罰則規定はない

・専門職者として取るべき行動を自ら考える必要がある．
・どのように対象者の秘密を守るのかも自ら考え行動する．

＜主要な看護職者の倫理規定＞
1. 国際看護師協会（International Council of Nurses：ICN）1953 年制定（2021 年最新版）
2. 日本看護協会　1988 年制定（2021 年改訂）

　看護職者の倫理規定は，看護専門職者の「行動指針」であり，罰則規定があるものではない．看護師の倫理に関する国際的な綱領がはじめて採択されたのは，1953 年の国際看護師協会（International Council of Nurses：ICN）大会においてであった．その後，社会の変化に伴う看護の責務を果たすため定期的に見直しが行われ，2021 年に 2012 年版「ICN 看護師の倫理綱領」から改訂が行われ，公益社団法人日本看護協会ホームページに公開されている．守秘義務に関して 2012 年版「ICN 看護師の倫理綱領」においては，基本的領域の 1 領域目である「看護師と人々」の第 4 項目に「看護師は，個人情報を守秘し，これを共有する場合には適切な判断に基づいて行う」と定められているのみであったが[16]，2021 年版では，表 3-2 にあるように，個人情報の取り扱いについて，合法的に情報収集・利用を行うことや，情報が電子化され共有されることを原則としたうえで，患者のプライバシーや秘密性および利益を尊重する内容となっている[17]．また，情報の電子化は情報を効果的に扱うことができる反面，ソーシャルメディアなどを利用した場合，守秘義務違反の影響も大きい．そのため，具体的な指針として，画像・記録・コメントのいずれかにかかわらず，メディアや報告・記録システムを利用する際の正確性，秘密性，プライバシーに関する教育を受けたうえで，専門職としての倫理的判断を行うことを示している[17]．

　日本においては，日本看護協会により 1988 年に「看護婦の倫理規定」を定め，その後 2003 年に「看護者の倫理綱領」，さらに 2021 年に「看護職の倫理綱領」と改訂された．守秘義務に関しては，2003 年の倫理綱領では，条文 5 に「看護者は，守秘義務を遵守し，個人情報の保護に努めるとともに，これを他者と共有する場合は適切な判断のもとに行う」と示されていたが，2021 年の改訂では，「看護職は，対象となる人々の秘密を保持し，取得した個人情報は適正に取り扱う」と変更され，より法的な守秘義務の定義に近い表現となった．日本看護協会による倫理綱領には，各条文に

表 3-2　ICN 看護師の倫理綱領における守秘義務に関する記述の変更

2012 年「ICN 看護師の倫理綱領」	2021 年「ICN 看護師の倫理綱領」
（1．看護師と人々　第 4 項） ・看護師は，個人情報を守秘し，これを共有する場合には適切な判断に基づいて行う	1-4　看護師は，個人情報を守秘し，個人情報の合法的な収集や利用，アクセス，伝達，保存，開示において，患者のプライバシー，秘密性および利益を尊重する 1-5　看護師は，同僚およびケアを必要とする人々のプライバシーと秘密性を尊重し，直接のコミュニケーションにおいても，ソーシャルメディアを含むあらゆる媒体においても，看護専門職の品位を守る

（公益社団法人日本看護協会ホームページより：http://www.nurse.or.jp/home/publication/pdf/rinri/icncodejapanese.pdf）

対する解説がなされており，守秘義務に関する解説の変更点を表 3-3 に示した [18]．

　今回の倫理綱領の改訂では，守秘義務を「正当な理由なく，業務上知り得た秘密を口外しない」ということだけでなく，情報化社会における個人情報の取り扱いについてより具体的に明示し，情報の活用や情報共有を行う意義とともに，プライバシーへの配慮について明確に記述され，ICN 看護師の倫理綱領の変更をふまえ，情報化時代における看護職者の守秘義務に関する行動指針が示された．

表 3-3　日本看護協会の倫理綱領における守秘義務に関する記述の変更

2003 年「看護者の倫理綱領」第 5 条	2021 年「看護職の倫理綱領」第 5 条
看護者は，守秘義務を遵守し，個人情報の保護に努めるとともに，これを他者と共有する場合は適切な判断のもとに行う． 　看護者は，個別性のある適切な看護を実践するために，対象となる人々の身体面，精神面，社会面にわたる個人的な情報を得る機会が多い．看護者は，個人的な情報を得る際には，その情報の利用目的について説明し，職務上知り得た情報について守秘義務を遵守する．診療録や看護記録など，個人情報の取り扱いには細心の注意を払い，情報の漏出を防止するための対策を講じる． 　質の高い医療や看護を提供するために保健医療福祉関係者間において情報を共有する場合は，適切な判断に基づいて行う．また，予め，対象となる人々に通常共有する情報の内容と必要性等を説明し，同意を得るよう努める．家族等との情報共有に際しても，本人の承諾を得るよう最大限の努力を払う．	看護職は，対象となる人々の秘密を保持し，取得した個人情報は適切に取り扱う． 　看護職は，個別性のある適切な看護を実践するために，対象となる人々の秘密に触れる機会が多い．**看護職は正当な理由なく，業務上知り得た秘密を口外してはならない．** 　また，対象となる人々の健康レベルの向上を図るためには個人情報が必要であり，さらに，多職種と緊密で正確な情報共有も必要である．**個人情報には氏名や生年月日といった情報のみならず，画像や音声によるものや遺伝情報も含まれる．**看護職は，個人情報の取得・共有の際には，対象となる人々にその必要性を説明し同意を得るよう努めるなど適正に取り扱う．家族等との情報共有に際しても，本人の承諾を得るよう最大限の努力を払う． 　また，今日の ICT（Information and Communication Technology：情報通信技術）の発展に伴い，さまざまなソーシャルメディアが普及している．これらを適切に利用することにより，看護職だけでなく，人々にとっても健康に関する有用な情報をもたらすなどの恩恵がある．**看護職は，業務上の利用と私的な利用を区別し，その利用に伴う恩恵のみならず，リスクも認識する．また，情報の正確性の確認や対象となる人々と看護職自身のプライバシー権の保護など，細心の注意を払ったうえで情報を発信・共有する．**

（公益社団法人日本看護協会ホームページより引用（太字の強調は筆者による）：　https://www.nurse.or.jp/home/publication/pdf/rinri/code_of_ethics.pdf）

Essential Point

倫理規定に示された守秘義務を守るための重要なポイント

- 個人情報保護法に基づき，個人情報の収集・利用を行えるように，個人情報保護法の理解を深める.
- IT（Information Technology）リテラシーを高め，情報の業務上の利用と私的な利用を区別する.
- 医療従事者間で情報共有する場合は適切な判断を行う，または対象者に同意を得る.
- 「知る必要性」に基づいてのみ医療従事者間においても情報を収集・共有する.
- 情報発信・共有の際には，情報の正確性の確認や患者だけでなく看護師自身のプライバシー保護にも留意する.

　ICN看護師の倫理綱領では，各国において個人情報の保護に関する法律が存在することを前提とし，合法的に個人情報の収集・利用を行うことを明示している．これは，看護職者個人個人が，日本の個人情報保護法において個人情報の取り扱いがどう規定されているか理解しておく必要性を示している．情報化時代において，ICTの進歩は目覚ましく，個人情報保護法は3年ごとに改正されている．看護師の責務として，改正された法律を確認し個人情報を適切に取り扱うことが守秘義務を遵守することにつながる．また，日本看護協会の倫理綱領においては，個人情報保護法に基づき個人情報に含まれる情報を具体的に提示するとともに，情報収集・共有をする際には，その情報の利用目的について説明すること，同意を得ることを示しており，「利用目的のない情報（知る必要のない情報）」の収集および共有は，対象者のプライバシーに関する権利の侵害となる可能性があることを意味している．法律的な守秘義務においては，どのように情報を収集するかについては規定がなく，知ってしまった情報（秘密）の漏えいのみが問題となる．しかし，倫理規定では，守秘義務を守るためには，単に第三者に知り得た秘密を漏らさないということだけでなく，必要のない情報を収集しないことや，どのように情報を収集し共有するかについても考え行動することが重要であることを示している．

　多くの医療施設において電子カルテが導入されたことで患者情報の共有がスムーズとなり，よりよい医療・看護の提供に役立っている．しかし，毎年のように，医療施設職員内における，著名人，事件関係者，知り合いなどへの不正電子カルテアクセスの報告がみられる[19-21]．倫理規定が定める守秘義務では，このような必要のない情報へのアクセスは，「自己情報コントロール権」への侵害となり，プライバシーにかかわる問題となる．

　また，情報共有のために電子的に発信した情報は，取り消すことが困難であるだけでなく，看護師自身の個人情報が含まれており，プライバシーにかかわる可能性があることを忘れてはいけない．看護職者はITリテラシーを高め，発信する情報が正確か，患者・家族とともに内容を確認し，情報発信には細心の注意を払うことが必要である．

3-2-4 プライバシーと守秘義務の違いについて

Essential Point

● 法的な守秘義務を守るだけでは，プライバシーの侵害は生じる可能性がある．
● 倫理規定に定められた守秘義務は，プライバシーにも配慮している．

　患者情報などの情報に関するプライバシーについて，守秘義務を守れば，プライバシーが保護されると認識していることが多い．しかし法律的な守秘義務は，罰則規定があることから最低限守らなければならない範囲となっており，法律的な守秘義務を守ってもプライバシーの保護ができているわけではない．

　すでに述べてきたように，プライバシーは，ある個人が自己の領域に入られることで不快に思うかどうか，そして人としての尊厳が守られているかが問題である．情報に特化すれば，個人情報を不本意に侵されていないと思うことができ，さらにその情報をある程度コントロールできることが必要である．施設内医療従事者同士の情報共有であっても，「知られたくなかった」ことを共有されたと感じればプライバシーの問題となりうる．そのため倫理規定で定められた守秘義務は，看護職者の行動規範・責務として対象者の自己情報コントロール権を尊重し，秘密を漏らさないだけでなく，情報の取り扱いを適切に行うことが求められている．

引用文献

1) ダニエル・J・ソローヴ〔原著〕，大谷卓史〔訳〕：プライバシーの新理論　概念と法の再考．p1, pp20-46, みすず書房，2013.
2) Warren SD, Brandeis LD：The Right to Privacy. Harvard Law Review, 4：193-220, 1890.
3) Prossor WL：Privacy．California Law Review, 48：383-423, 1960.
4) 青柳武彦：情報化時代のプライバシー研究　「個の尊厳」と「公共性」の調和に向けて．pp41-42, NTT出版，2008.
5) 船越一幸：情報とプライバシーの権利　サイバースペース時代の人格権．pp23-29, pp50-55, 北樹出版，2001.
6) 片桐雅隆：プライバシーの社会学　相互行為・自己・プライバシー．pp59-61, pp71-75, 世界思想社，1996.
7) 日本看護協会〔改訳〕，国際看護師協会（ICN）：ICN所信声明「健康情報：患者の権利保護」．
https://www.nurse.or.jp/nursing/international/icn/document/policy/pdf/shakai-05-2015.pdf
8) 安藤均：「忘れられる権利」は新しい人権か〜「忘れられる権利」をめぐるプライバシーの検討〜．旭川大学経済学部紀要，76：71-100, 2017.
9) 総務省：行政機関・独立行政法人等における個人情報の保護　よくある質問とその回答　＜1　総論＞．
https://www.soumu.go.jp/main_sosiki/gyoukan/kanri/question01.html
10) 電子政府の総合窓口e-Gov：刑法．
11) 電子政府の総合窓口e-Gov：保健師助産師看護師法．
12) 電子政府の総合窓口e-Gov：母体保護法．
13) 電子政府の総合窓口e-Gov：精神保健及び精神障害者福祉に関する法律．
14) 電子政府の総合窓口e-Gov：感染症の予防及び感染症の患者に関する医療に関する法律．
15) 日本医師会：医の倫理の基礎知識　2018年度版．
http://dl.med.or.jp/dl-med/doctor/member/kiso/inorinri_kiso2018.pdf
16) 日本看護協会〔訳〕，国際看護師協会（ICN）：ICN看護師倫理綱領（2012年版）
https://www.nurse.or.jp/home/publication/pdf/rinri/icncodejapanese.pdf（旧版2021.11.18参照）
17) 日本看護協会〔訳〕，国際看護師協会（ICN）：ICN看護師倫理綱領（2021年版）
https://www.nurse.or.jp/home/publication/pdf/rinri/icncodejapanese.pdf
18) 日本看護協会：看護職の倫理綱領．
https://www.nurse.or.jp/home/publication/pdf/rinri/code_of_ethics.pdf
19) 藤井歩美，武田理宏・他：患者カルテの不正閲覧制御の試み．医療情報学連合大会論文集，34th：262-264, 2014.
20) 産経WEST：患者カルテ閲覧，病名漏らす大阪府立成人病センター看護師，停職処分（2016/10/31）．
https://www.sankei.com/west/news/161031/wst1610310089-n1.html

21）日本経済新聞：被害者カルテを不適切閲覧　島根大病院「深くおわび」（2018/11/13）．
https://www.nikkei.com/article/DGXMZO37716420T11C18A1AC8Z00/

3-3 個人情報保護に関する法

　わが国の個人情報保護法制には，その中核をなす「**個人情報の保護に関する法律**」において**個人情報取扱事業者**（2022 年 4 月からは行政機関も含まれる）の義務として **OECD 8 原則**が織り込まれている．しかしながら，米国における HIPAA および **HIPAA プライバシールール**のように詳細な行動規準を明示的に定めているものではない．各分野の性格に応じたガイドライン等に具体例をあげて解説しているものの，明確な行動規準を規定するには至っていない．民間事業者である個人情報取扱事業者が個人の権利利益を保護するために法令を遵守し，**個人情報保護委員会**が認定個人情報保護団体を認定し，苦情処理等の業務を行わせ，個人情報取扱事業者を捕捉するかたちで，法律の実効性を確保しようとしている．民間事業者以外の行政機関等（行政機関や独立行政法人など）の法令遵守については，個人情報保護委員会が監督をすることになる．

この項目で 学ぶ こと

- わが国の個人情報保護法制の中核をなす「個人情報の保護に関する法律」について理解する．
- わが国の個人情報保護法制の構造と法の精神を具体化する仕組みを把握する．
- OECD 8 原則と「個人情報の保護に関する法律」の関係を理解する．
- 米国における医療関連の個人情報保護の法律である HIPAA と HIPAA プライバシールールについて理解する．
- わが国の「個人情報の保護に関する法律」を医療分野に適用するために整備された指針について理解する．

3-3-1 「個人情報の保護に関する法律」について

Essential Point

個人情報の保護に関する法律

- 個人情報の有用性に配慮しつつ，「プライバシー」の保護を含む個人の権利利益を保護することを目的とする法律（立法目的）．

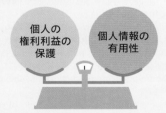

- 基本理念・政府による基本方針を策定し，国及び地方公共団体の責務等を明らかにし，民間事業者と行政機関による個人情報の取り扱いについて規定している．

法律を理解するには，その立法目的を理解することが肝要である．「個人情報の保護に関する法律」の第1条の記載を読み解いてみたい．

第1条 この法律は，デジタル社会の進展に伴い個人情報の利用が著しく拡大していることに鑑み，個人情報の適正な取扱いに関し，基本理念及び政府による基本方針の作成その他の個人情報の保護に関する施策の基本となる事項を定め，国及び地方公共団体の責務等を明らかにし，個人情報を取り扱う事業者及び行政機関等についてこれらの特性に応じて遵守すべき義務等を定めるとともに，個人情報保護委員会を設置することにより，行政機関等の事務及び事業の適正かつ円滑な運営を図り，並びに個人情報の適正かつ効果的な活用が新たな産業の創出並びに活力ある経済社会及び豊かな国民生活の実現に資するものであることその他の個人情報の有用性に配慮しつつ，個人の権利利益を保護することを目的とする．

まず，われわれが生きている社会において，「**個人情報**の利用が著しく拡大していること」をふまえて，個人情報を適切に取り扱うために，「個人情報の保護に関する施策の基本となる事項」を法令で定め，「国及び地方公共団体の責務等」を明確にするとともに，「個人情報を取り扱う事業者及び行政機関等の遵守すべき義務等」をこの法律で定めている．これらの事項を法律で定めることによって，個人情報を利用することで得られる有用性を保持しつつ，個人の権利利益（「プライバシーの権利を含む個人の人格的権利」と「財産的利益」をあわせたもの）を保護することが「個人情報の保護に関する法律」の立法目的であるとうたっている．

個人の権利利益の保護のみを突き詰めると個人情報の利用が難しくなる．個人情報の有用性ばかりに目を奪われるとプライバシーなどの権利がおろそかになる．これら双方のバランスを取ることが重要なのである．

「個人情報の保護に関する法律」の全体概要について解説する（**表3-4**参照）．この法律は全8章と附則からなる法律である．第1章から第3章には個人情報保護に関する官民共通の基本理念

表3-4 個人情報の保護に関する法律（平成15年法律第57号）（令和3年法律第37号による改正）

第1章 総則（第1条－第3条）	第5章 行政機関等の義務等（第60条－第129条）
第2章 国及び地方公共団体の責務等（第4条－第6条）	第1節 総則
	第2節 行政機関等における個人情報等の取扱い
第3章 個人情報の保護に関する施策等（第7条－第15条）	第3節 個人情報ファイル
第1節 個人情報の保護に関する基本方針	第4節 開示，訂正及び利用停止
第2節 国の施策	第5節 行政機関等匿名加工情報の提供等
第3節 地方公共団体の施策	第6節 雑則
第4節 国及び地方公共団体の協力	第6章 個人情報保護委員会（第130条－第170条）
第4章 個人情報取扱事業者等の義務等（第16条－第59条）	第1節 設置等
第1節 総則	第2節 監督及び監視
第2節 個人情報取扱事業者及び個人関連情報取扱事業者の義務	第3節 送達
	第4節 雑則
第3節 仮名加工情報取扱事業者等の義務	第7章 雑則（第171条－第175条）
第4節 匿名加工情報取扱事業者等の義務	第8章 罰則（第176条－第185条）
第5節 民間団体による個人情報の保護の推進	附則
第6節 雑則	

などを定めており，第4章は広く民間部門を対象に遵守すべき義務等について，第5章は行政機関等を対象に遵守すべき義務等について定めている．第6章は個人情報保護委員会の任務について，第8章には罰則が規定されている．

第1章の「総則」では，法律の目的，法律のなかで用いられている用語の定義，そして基本理念について述べられている．これらを理解することは，法律の理解には不可欠である．

ネットワークインフラの高速化・大容量化やスマートフォンの普及が進み，生活のさまざまな場面にICT（情報通信技術）が浸透してきた．このような高度情報通信社会において，うまく利用すれば非常に有用性の高い個人情報の利点を認めつつも，個人情報についての権利の侵害を未然に防ぐために，個人情報の取り扱いに際して，守るべきルールを定めたのがこの法律である．

たとえば，ある企業のホームページから商品を買うには，氏名，住所，電話番号，クレジットカードの番号などを入力すれば商品を入手できる．店舗に足を運ばなくても買い物ができるという利点があるが，ホームページに入力した個人情報が流出すれば，不正使用により損害を被るリスクがある．このように個人情報の有用性に配慮しつつ，個人情報が不正に用いられ不利益が生じることがないように個人の権利利益を保護することが，この法律の目的である（第1条）．用語の定義（第2条）については79ページに後述する．

第3条に述べられている基本理念とは，「個人情報の保護に関する法律」の基本的な考え方のことで，個人情報は個人の人格を尊重するように適正な取り扱いをしなければならないというものである．

第2章の「国及び地方公共団体の責務等」では，個人情報の適正な取り扱いを確保するために必要な施策を国が策定し，実施する責務があり（第4条），地方公共団体は，国の施策との整合性に配慮しつつ，地方公共団体の機関，地方独立行政法人等による個人情報の適正な取扱いを確保するために必要な施策を策定し，実施する責務があることについて述べられている（第5条）．国の責務を具体化する規定として個人情報の性質や利用方法に応じて，適正な取り扱いの厳格な実施を確保する必要がある個人情報について，法制上の措置を講じることが定められているが（第6条），医療分野に特化した個人情報保護の法律（個別法）を新たに制定することはせず，各監督省庁からガイドラインを示すことで対応している．さらに，外国にある第三者への個人データの提供に関する規定を整備し，個人情報の取り扱いに関するグローバル化へ対応するため，国際的に整合のとれた個人情報の制度を構築するために必要な措置を講じることが述べられている（第6条）．

第4章は個人情報取扱事業者等の遵守すべき義務等について述べられている．個人情報の利用目的をできる限り特定すること（第17条），利用目的の範囲を超えた個人情報の取扱の禁止（第18条），個人情報の不正な利用の禁止（第19条），不正な手段による個人情報の取得の禁止（第20条），取得した個人情報の利用目的の公表・本人への通知（第21条，32条第2項，41条第4項），個人情報を正確かつ最新の内容に保ち，利用しなくなった場合には消去すること（第22条），個人情報の漏えい，滅失・毀損の防止などの安全管理のための措置を講じること（第23条〜25条，41条第2項），個人情報を本人の同意を得ずに第三者へ提供しないこと（第27条，28条，31条，42条），本人が識別される個人情報の開示請求ができ，個人情報取扱事業者は請求を受けたときは保有する個人情報を開示しなければならないこと（第33条），本人が識別される個人情報が事実でないときは内容の訂正・追加・削除を請求することができ，個人情報取扱事業者は請求を受けたときは保有する個人情報の内容の訂正等を行わなければならないこと（第34条），本人が識別

される保有個人データが第18条，19条の規定に違反して取り扱われているとき，第20条の規定に違反して取得されたものであるときは，個人情報取扱事業者が保有している個人情報の利用の停止・消去を請求することができ，個人情報取扱事業者は，その請求に理由があることが判明したときは，違反を是正するために保有する個人情報の利用停止等を行わなければならないこと（第35条），個人情報取扱事業者は個人情報の取り扱いに関する苦情の適切かつ迅速な処理に努めなければならないこと（第40条）などが定められている．第5章では，行政機関等を対象に遵守すべき義務等について，個人情報取扱事業者と同様に義務規定が記述されている．

　第6章では，「**個人情報保護委員会**」について述べられている．その任務は，個人情報の有用性に配慮しつつ，個人の権利利益を保護するため，個人情報の適正な取り扱いの確保を図ることとされ（第131条），個人情報取扱事業者等に対して必要な報告・資料の提示を求め，必要に応じて立ち入り検査を行い，指導・助言をすることができる．さらに，法令違反があった場合には違反行為の中止・是正のための措置を勧告・命令することができる（第146条～148条）．行政機関等の個人情報等の取り扱いに関する事務の実施について，必要な資料の提出及び説明を求め実地調査を行い，指導・助言をすることができる（第156条，157条）．さらに，必要があると認めた場合には個人情報等の取り扱いについて勧告し，勧告に基づいた措置について報告を求めることができる（第158条，159条）．

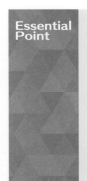

Essential Point

個人情報：生存する個人に関する情報
- 氏名，生年月日などにより特定の個人を識別することができるもの
- 個人識別符号を含むもの

個人識別符号
- 身体の一部の特徴をコンピュータで使えるように変換したもの
  → DNA を構成する塩基の配列，顔，声紋，歩行の態様，手の静脈の形状，指紋，掌紋
- サービス利用や書類において対象者ごとに割り振られる符号
  →旅券，基礎年金，免許証，住民票コード，マイナンバー，各種保険証など

　用語の定義が第2条，16条，60条に述べられている．ここでは，個人情報，個人識別符号，要配慮個人情報，個人情報データベース等，個人データ，個人情報取扱事業者，仮名加工情報，匿名加工情報という用語についておさえておく．

　まず，この法律において「**個人情報**」とは，「生存する個人に関する情報」という前提のもと，①「氏名，生年月日その他の記述等により特定の個人を識別することができるもの」，②「個人識別符号が含まれるもの」をいう．この「**個人識別符号**」とは，たとえば，顔貌，虹彩模様，手の静脈形状，一定のゲノムデータ（遺伝情報）などの身体の特徴や，旅券番号，基礎年金番号，運転免許証番号のような，文字，番号，記号その他の符号であって，特定の個人を識別することができるものをいう．

　さらに「**要配慮個人情報**」とは，本人の人種，信条，社会的身分，病歴，犯罪の経歴，犯罪によ

り害を被った事実など，本人に対する不当な差別，偏見などの不利益が生じないように，その取り扱いにとくに配慮を要する記述が含まれる個人情報であり，心身の機能の障害，健康診断の結果，保健指導の内容，診療情報，調剤情報なども含まれる．なお，要配慮個人情報の取得や第三者提供には，原則として本人同意が必要であり，法第27条第2項の規定による第三者提供（オプトアウトによる第三者提供）は認められていない（オプトアウトによる第三者への情報提供とは，「本人の求めがあれば情報提供を停止することを前提に，あらかじめ，本人に通知する（または本人が容易に知り得る状態におく）とともに，提供する個人データの項目などを公表したうえで，個人情報保護委員会へ届け出たときは，本人の同意なく第三者に個人データを提供できる」というものである）．

「**個人情報データベース等**」とは，個人情報を含む情報の集合物であって，特定の個人情報についてコンピュータなどを用いて検索することができるように体系的に構成したものを，「**個人データ**」とは個人情報データベース等を構成する個人情報をいう．「個人情報データベース等」を事業に使う民間事業者を「**個人情報取扱事業者**」という．「個人情報取扱事業者」は，原則として，あらかじめ本人の同意を得ないで，要配慮個人情報を取得してはならない（第20条第2項）．

「**仮名加工情報**」とは，個人情報に含まれる記述等の一部，または個人識別符号の全部を削除することにより，他の情報と照合しない限り特定の個人を識別することができないように個人情報を加工して得られる個人に関する情報をいう．

「**匿名加工情報**」とは，個人情報に含まれる記述等の一部または個人識別符号の全部を削除することにより，特定の個人を識別することができないように個人情報を加工して得られる個人に関する情報であって，当該個人情報を復元することができないようにしたものをいう．

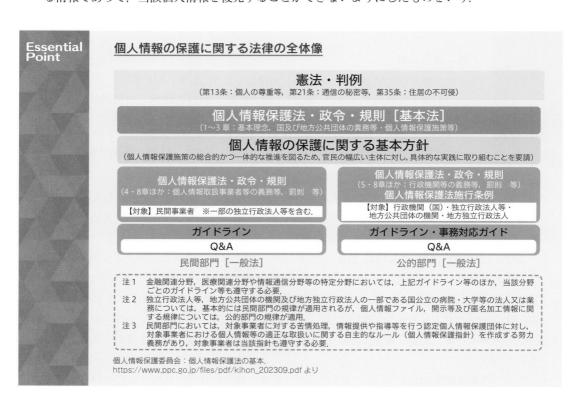

Essential Point

個人情報の保護に関する法律の全体像

憲法・判例
（第13条：個人の尊重等，第21条：通信の秘密等，第35条：住居の不可侵）

個人情報保護法・政令・規則［基本法］
（1～3章：基本理念，国及び地方公共団体の責務等・個人情報保護施策等）

個人情報の保護に関する基本方針
（個人情報保護施策の総合的かつ一体的な推進を図るため，官民の幅広い主体に対し，具体的な実践に取り組むことを要請）

個人情報保護法・政令・規則
（4・8章ほか：個人情報取扱事業者等の義務等，罰則　等）

【対象】民間事業者　※一部の独立行政法人等を含む．

個人情報保護法・政令・規則
（5・8章ほか：行政機関等の義務等，罰則　等）
個人情報保護法施行条例

【対象】行政機関（国）・独立行政法人等・地方公共団体の機関・地方独立行政法人

ガイドライン
Q&A

ガイドライン・事務対応ガイド
Q&A

民間部門［一般法］　　　　公的部門［一般法］

注1　金融関連分野，医療関連分野や情報通信分野等の特定分野においては，上記ガイドライン等のほか，当該分野ごとのガイドライン等も遵守する必要．
注2　独立行政法人等，地方公共団体の機関及び地方独立行政法人の一部である国公立の病院・大学等の法人又は業務については，基本的には民間部門の規律が適用されるが，個人情報ファイル，開示等及び匿名加工情報に関する規律については，公的部門の規律が適用．
注3　民間部門においては，対象事業者に対する苦情処理，情報提供や指導等を行う認定個人情報保護団体に対し，対象事業者における個人情報等の適正な取扱いに関する自主的なルール（個人情報保護指針）を作成する努力義務があり，対象事業者は当該指針も遵守する必要．

個人情報保護委員会：個人情報保護法の基本．
https://www.ppc.go.jp/files/pdf/kihon_202309.pdf より

　「個人情報の保護に関する基本方針」および「個人情報の保護に関する法律」の1章から3章に，民間部門（個人情報取扱事業者）と公的部門（国，独立行政法人等，地方公共団体の機関など）に共通した事項（個人情報保護の基本的な考え方，国の基本方針など）が規定されている．これを基に，民間部門の個人情報取扱事業者等は「個人情報の保護に関する法律」の4章，8章に規定された事項（『6章　個人情報保護委員会』の個人情報取扱事業者に関する規定を含む）およびガイドラインを遵守した個人情報の取り扱いが求められ，公的部門の行政機関等（国，独立行政法人等，地方公共団体の機関，地方独立行政法人）は「個人情報の保護に関する法律」の5章，8章に規定された事項（『6章　個人情報保護委員会』の行政機関等に関する規定を含む）およびガイドラインを遵守した個人情報の取り扱いが求められる．公的部門の地方公共団体は，条例で規定されている地方公共団体の個人情報保護制度を遵守した個人情報の取り扱いが求められているが，以前は個人情報保護の基準が「個人情報の保護に関する法律」の基準を満たさない条例や，そもそも条例が制定されていない団体が約2000存在し，個人データの利活用を阻害する要因となっていた（いわゆる「2000個問題」）．2021（令和3）年の法改正（2023（令和5）年4月施行）により，『個人情報の保護』と『個人データ等の流通』の両立に必要な全国的な共通ルールが規定され，公的部門に係る個人情報保護についても個人情報保護委員会が所管し，監督することになった．

　民間部門の個人情報取扱事業者が個人情報を適正に取り扱うことを支援し，事業者が適切かつ有効に措置を講ずることを目的として，「個人情報の保護に関する法律についてのガイドライン（通則編，外国にある第三者への提供編，第三者提供時の確認・記録義務編，仮名加工情報・匿名加工情報編，認定個人情報保護団体編）」およびガイドラインに関するQ&Aが定められている．公的部門の行政機関等が個人情報を適正に取り扱うことを目的として，「個人情報の保護に関する法律についてのガイドライン（行政機関等編）」，「個人情報の保護に関する法律についての事務対応ガイド（行政機関等向け）」および「個人情報の保護に関する法律についてのQ&A（行政機関等編）」が定められている．これらは個人情報の保護に関する法律に基づき具体的な指針として定められたものである．

　特定の分野（金融，医療，情報通信）のひとつである医療関連分野には各ガイダンスおよびガイダンスに関するQ&A（事例集）が定められ，「**個人情報の保護に関する法律施行令**」および「**個人情報の保護に関する法律施行規則**」を含む法令の解説がなされている．とくに，「**医療・介護関係事業者における個人情報の適切な取扱いのためのガイダンス**」は，「個人情報の保護に関する法律についてのガイドライン（通則編）」を基礎とし，個人情報の保護に関する法律の第6条および第9条の規定に基づき，法の対象となる病院，診療所，薬局，介護保険法に規定する居宅サービス事業者等が個人情報を適正に取り扱うことを支援するための具体的な留意点・事例などを示している．「『医療・介護関係事業者における個人情報の適切な取扱いのためのガイダンス』に関するQ&A（事例集）」には，「実習のために看護師養成所等の学生を受け入れる場合，実習を行うに当たり，患者の同意は必要でしょうか」といった具体的な事例について取り上げており，医療現場における個人情報の取り扱いについて考える題材として学生としても一読するに値するものである．

　このように，個人情報保護委員会は，個人情報の保護に関する法律に基づき，法律の具体的な指針として「個人情報の保護に関する法律についてのガイドライン」を定め，個人情報保護委員会および各主務大臣がそれぞれの分野の性格に応じた特定分野ガイドライン（医療関連分野において

は，医療・介護関係事業者，健康保険組合等，国民健康保険組合，国民健康保険団体連合会等における個人情報の適切な取り扱いのためのガイダンス）を策定している．さらに，個人情報保護委員会は，民間団体による個人情報の保護の推進を図るために，個人情報の保護に関する法律第 47 条〜 50 条に基づき「認定個人情報保護団体」を認定する．認定個人情報保護団体は，個人情報の利用目的の特定，安全管理のための措置，開示請求等に応じる手続きなどの事項，仮名加工情報・匿名加工情報の作成方法などについて「個人情報保護指針」を作成する．その指針に則り，業務の対象となる個人情報取扱事業者の個人情報の取り扱いに関する苦情の処理（第 53 条）などを行わせ，対象事業者へ個人情報等の適正な取り扱いの確保に寄与する情報を提供させる．このような取り組みを通じて，個人情報取扱事業者が個人情報の適正な取り扱いを確保するための取り組みを自発的に確立し，個人情報の管理についての課題を自主的に解決できるように促すなどの重要な役割が認定個人情報保護団体には求められている．

こうして，「法令→法律についてのガイドライン→特定分野ガイドライン→認定個人情報保護団体の定める個人情報保護指針→個人情報取扱事業者の自発的な取り組みの促進」という階層を形成することで，法律が具体化され，個人情報を保有する事業者が法律を遵守する仕組みになっている．

3-3-2　OECD 8 原則

Essential Point

OECD 8 原則とわが国の個人情報保護規定
- OECD（経済開発協力機構）の 8 原則
  → 個人情報保護に必要なルール
- OECD 8 原則は「個人情報の保護に関する法律」に組み込まれている！
  → 日本国内で扱われる個人情報の活用のルール化
- OECD 加盟国が 8 原則を自国の制度に組み入れるメリットとは？
  → 加盟国が共通のルールを持つことで国際的な個人情報の活用が可能！

ここでは，個人情報保護を考えるうえで不可欠な「OECD 8 原則」と呼ばれている国際的な原則について解説する．そして，「OECD 8 原則」の精神が前項で説明した「個人情報の保護に関する法律」に，どのようなかたちで組み入れられているか考えてみる．

OECD（経済協力開発機構） とはおもに先進諸国がメンバーとなり，先進国間の自由な意見交換・情報交換を通じて，経済成長，貿易自由化，途上国支援に貢献することを目的とした国際的な組織である．2023 年 11 月現在 38 カ国が加盟し（日本は 1964 年に加盟），経済政策や規制制度に関する政策提言を行うとともに，加盟国間の政策協調の場としての役割を果たしている．OECD 加盟各国は OECD 条約という国際的な条約を締結しており，OECD の決定は加盟各国にとって法的拘束力がある．OECD における意思決定は理事会という OECD の最高機関で行われ，理事会はすべての加盟国が参加する閣僚理事会（年 1 回開催）と常任代表による通常理事会（頻繁に開催）を招集する権限をもつ．

いわゆる OECD 8 原則は，この理事会による勧告の付属文書という位置づけで「プライバシー保護と個人データの国際流通についてのガイドライン」（通称「**OECD プライバシーガイドライン**」）のなかでうたわれているものである．

「OECD プライバシーガイドライン」）の構成と概要を示す.

第1部　総論：定義と適用範囲の記載

第2部　国内適用の基本原則：いわゆる OECD 8 原則の記載

第3部　責任の履行：情報を管理するものが果たすべき責任についての記載

第4部　国際的適用における基本原則—自由な流通と合法的制限：加盟国が留意すべき自由な流通と合法的制限に関する記載

第5部　国内実施：加盟国の国内制度の確立努力義務に関する記載

第6部　国際協力と相互運用性：加盟国間の協力についての記載

　「OECD プライバシーガイドライン」が定められた背景には，1970 年代に西欧諸国では個人情報の保護を目的とした法律が制定されるようになったことがある．国によって法律により規制される内容が異なる状況が生じ，多国籍企業にとって企業活動に利用する個人情報の取り扱いが国によって異なることで国際的な個人情報の流通に支障をきたし，これが企業活動の阻害要因になると考えられるようになった．こうした問題が OECD で協議され，「プライバシー保護と個人データの国際流通についてのガイドラインに関する OECD 理事会勧告」が 1980 年 9 月 23 日に OECD 理事会で採択された．このガイドラインの採択により，OECD 加盟国は協調してプライバシー法の立法化を図り，一方でプライバシーを人権として支持しつつも，他方では国をまたぐデータのやりとりの中断を防ぐことを明確に意図することになる.

　1980 年に「プライバシー保護と個人データの国際流通についてのガイドラインに関する OECD 理事会勧告」が示されて以来，OECD ガイドラインが含意する原則は世界中でプライバシー保護の立法化と実践に反映されていくことになる．ここで強調されているのは，プライバシーと情報の流通という競合する価値を調和させることである.

　わが国においても，高度情報社会の急速な進展と国際的な情報流通の拡大が個人情報保護法制整備の背景となったことから，OECD 8 原則がわが国の「個人情報の保護に関する法律」に組み込まれているのは必然の流れであったと言える.

　OECD 8 原則は，ほとんどの OECD 諸国において民間部門を対象にした法制の整備の基本となっており，個人情報保護については，加盟各国の個人情報の取り扱いについての法制度のなかに取り入れられている．わが国においても，「個人情報の保護に関する法律」の各条文に個人情報取扱事業者の遵守すべき義務規定として，OECD 8 原則が組み込まれている（**図 3-1**）．個人の権利利益を保護するうえで，ほかの先進国においても日本と同等の水準の個人情報の保護に関する制度を有していることで，それらの国と日本とのあいだで個人情報を適正に保護しつつ，個人情報の活用が可能になっているのである.

図 3-1 個人情報取扱事業者の義務について

OECD 8 原則と個人情報取扱事業者の義務規定の対応

OECD 8 原則	個人情報取扱事業者等の義務等
1. 収集制限の原則 個人データの収集には，制限を設けるべきであり，いかなる個人データも，適法かつ公正な手段によって，かつ適当な場合には，データ主体に知らしめ又は同意を得た上で，収集されるべきである．	● 偽りその他不正の手段により取得してはならない（第20条） ● 取得したときは利用目的を通知又は公表しなければならない（第21条）
2. データ内容の原則 個人データは，その利用目的に沿ったものであるべきであり，かつ利用目的に必要な範囲内で正確，完全であり最新なものに保たなければならない．	● 利用目的の達成に必要な範囲を超えて取り扱ってはならない（第18条） ● 正確かつ最新の内容に保つよう努めなければならない（第22条）
3. 目的明確化の原則 個人データの収集目的は，収集時よりも遅くない時点において明確化されなければならず，その後のデータの利用は，当該収集目的の達成又は当該収集目的に矛盾しないでかつ，目的の変更毎に明確化された他の目的の達成に限定されるべきである．	● 利用目的をできる限り特定しなければならない（第17条）
4. 利用制限の原則 個人データは，「3．目的明確化の原則」により明確化された目的以外の目的のために開示利用その他の使用に供されるべきではないが，次の場合はこの限りではない． （a）データ主体の同意がある場合，又は， （b）法律の規定による場合	● 利用目的の達成に必要な範囲を超えて取り扱ってはならない（第18条） ● 違法又は不当な行為を助長し，又は誘発するおそれがある方法により個人情報を利用してはならない（第19条） ● 本人の同意を得ずに第三者に提供してはならない（第27，28条）
5. 安全保護の原則 個人データは，その紛失もしくは不当なアクセス・破壊・使用・修正・開示等の危険に対し，合理的な安全保護措置により保護されなければならない．	● 安全管理のために必要な措置を講じなければならない（第23条，41条第2項） ● 従業者・委託先に対する必要な監督を行わなければならない（第24，25条）
6. 公開の原則 個人データに係る開発，運用及び政策については，一般的な公開の政策が取られなければならない． 個人データの存在，性質及びその主要な利用目的とともにデータ管理者の識別，通常の住所をはっきりさせるための手段が容易に利用できなければならない．	● 取得したときは利用目的を通知又は公表しなければならない（第21条，41条第4項） ● 利用目的等を本人の知り得る状態に置かなければならない（第32条）
7. 個人参加の原則 個人は次の権利を有する． （a）データ管理者が自己に関するデータを有しているか否かについて，データ管理者又はその他の者から確認を得ること． （b）自己に関するデータを，i）合理的な期間に，ii）もし必要なら，過度にならない費用で，iii）合理的な方法で，かつ，iv）自己にわかりやすい形で自己に知らしめられること． （c）上記（a）及び（b）の要求が拒否された場合には，その理由が与えられること及びそのような拒否に対して異議を申立てることができること． （d）自己に関するデータに対して異議を申立てることができること及びその異議が認められた場合には，そのデータを消去，修正，完全化，補正させること．	● 本人から保有個人データの利用目的の通知を求められたときは通知しなければならない（第32条第2項） ● 本人の求めに応じて保有個人データを開示しなければならない（第33条第2項） ● 本人は保有個人データの内容の訂正，追加又は削除を請求することができる（第34条） ● 本人は保有個人データの利用の停止又は消去を請求することができる（第35条） ● 本人から請求された措置をとらない場合には，本人に理由を説明するよう努めなければならない（第36条）
8. 責任の原則 データ管理者は，上記の諸原則を実施するための措置に従う責任を有する．	● 個人情報の取扱いに関する苦情の適切かつ迅速な処理に努めなければならない（第40，43条第6項，46条）

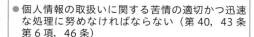

＊各義務規定には適宜除外事由あり

3-3-3 　HIPAA について

Essential Point

米国における医療分野の個人情報保護と HIPAA プライバシールール

● 米国の統治システムと医療保険
　合衆国の意味すること：日本の都道府県とは違う！
　日本では社会保険としての国民皆保険制度，米国では個人加入の民間保険
● HIPAA の概要
　1）診療情報や保険利用に関するデータに継続的にアクセス可能すること
　2）医療情報の電子化を推進し患者のプライバシーを保護すること
● HIPAA プライバシールール
　1）医療情報の取り扱い方針を患者に通知しなければならない
　2）診療等の目的以外に医療情報を使う場合，患者自身の許可が必要である
　3）診療等の目的以外の使用には情報取り扱いのルールを定める義務
　4）医療機関の職員に患者の個人情報保護に関する研修を受けさせる義務
　5）医療機関内にプライバシー担当者（privacy officer）を設置
　6）患者の権利の明記
　7）遵守しなかった場合の罰則規定
　8）より厳格なプライバシー保護を規定した州法の適用を許容

　HIPAA とは，Health Insurance Portability and Accountability Act（「医療保険の相互運用性と説明責任に関する法律」）の頭文字をとったもので，クリントン政権（1993 年〜 2001 年）のもと 1996 年に成立した米国連邦法である．この法律のタイトルからその目的を簡潔に説明すると，ある会社で雇用されている者が別の州の会社に転職した場合に，前の会社で掛けていた保険をもったまま転職することを可能にするための法律ということになる．

　もちろんそれだけのことであれば，個人情報保護のコンテクストに HIPAA が名を連ねることはない．その名前からは，この法律が個人情報保護に関連するとは想像できないかもしれない．日本のような公的医療保険制度（国民皆保険の仕組み）をもたず，多くの現役世代（労働生産人口）が民間の医療保険に加入している米国においては，「HIPAA of 1996」は医療における個人情報保護に画期的なインパクトを与える法律なのである．

　まず，米国の統治システムと法体系のなかにおけるこの法律の位置づけについて解説する．次に，HIPAA の概要，HIPAA に基づく HIPAA プライバシールールを説明する．最後に HIPAA および HIPAA プライバシールールの課題を考えてみたい．

1. アメリカ合衆国の統治システムと法体系について

　米国すなわちアメリカ合衆国は連邦制という統治制度をとっており，50 の州から成り立っている．連邦制と都道府県制はまったく異なるもので，日本における 47 都道府県と対応させて考えるのは適切ではない．

　わが国の日本国憲法第 41 条には「国会は国権の最高機関であって，国の唯一の立法機関である」とあり，地方公共団体は個別に条例を制定することはあるものの，国会で制定された法律と離齬が

あるような条例は制定できないことになっている．つまり，どこの都道府県であっても，同一の法律が適用されるのである．

一方，アメリカ合衆国における連邦制の下では，それぞれの州に州法があって，州法に優先する連邦法は基本的には存在しえないということが合衆国憲法に定められている．また，医療に関する所管は連邦政府ではなく，各州政府であると考えられ，医療に関する個人情報の管理は各州に任されてきたのが現実である．しかし，これまでのところ医療に関する個人情報が適正に取り扱われてきたとはいえないようである．

このような状況下で，1996年にHIPAAは制定された．各州内の医療保険そのものを規制対象とせずに，対象を各州にまたがる転職を可能にする医療保険制度の問題であるとして，限られた州内の問題ではなく州と州にまたがる事項（これを**州際通商事項**という）を対象にするということで，**合衆国憲法**や各州法に抵触することなく連邦法として成立したのである．

2. HIPAA の概要と医療に関する個人情報保護について

HIPAAと医療に関する個人情報保護の関係をみていく．HIPAAの名称からは，この法律が医療における個人情報保護に関連するものとは理解しにくいと思われる．"風が吹けば桶屋が儲かる"という言い回しを借りれば，"医療における個人情報保護のルールが構築されれば，州をまたがる医療保険の移動が円滑に行われる"ということなのである．

HIPAAと医療に関する個人情報保護の関連を整理するために，もう少し行間を埋めてみると，このようになる．

> "州を超えた医療保険の移動が円滑に行われるには，医療保険に必要な医療情報の標準化が合衆国全体のレベルで必要である"

↓

> "膨大な医療情報の標準化とその処理には，コンピュータ化が不可欠である"

↓

> "しかしながら，高度情報化通信社会においては，医療に関する個人情報が流出する危険がある．医療に関する個人情報はセンシティブなもので，一度流出してしまうと回復不可能な損害が生じる可能性がある"

↓

> "それゆえに，医療情報の標準化とあわせて，個人情報保護のための厳格なルールを定める必要がある"

つまりは，転職した場合などにも診療情報や保険利用に関するデータに継続的にアクセス可能にするために，医療情報の電子化を推進し業務管理を簡略化し，患者のプライバシー保護やセキュリティ確保について定めているのである．

HIPAAという法律の立法目的については，以下の５つが明記されている．

1. 医療保険市場内における保険の移動と継続性について改善を図ること
2. 医療保険および医療の提供における，不正請求または不正使用の発生を阻止すること

3. 医療費支払いのために普通預金口座の使用を促進すること

4. 長期間の医療サービスおよびその際の医療保険の使用に対するアクセスを改善すること

5. 医療保険にかかる事務を簡素化すること

　これらの目的のために，全米の医療機関を対象とした，HIPAA 関連規則が制定されていった．おもなものの概略は以下のとおりである．

① Transactions and Code Sets Standards（電子的情報交換のための標準コード）：保険請求を電子的に行うための，疾患名，検査項目，使用薬剤について標準コードを定めたもの．

② Privacy Standards（プライバシールール）：患者の権利（開示・訂正・説明報告），問い合わせ先・責任者，治療・支払い・医療業務のための情報利用の明示を規定したもの．

③ Security Standards（セキュリティ基準）：情報機器に関連する情報の安全な取り扱いについて定めたもの．

④ Identifier Standards（識別コード）：雇用者個人に識別コードを付すことを定めたもの．

　これらはいずれも HIPAA という法律の目的を具現化するためのものであるが，とくに個人情報保護という点においては，Privacy Standards（プライバシールール）は重要である．Privacy Standards は通称 The HIPAA Privacy Rule（HIPAA プライバシールール）と呼ばれ，医療機関を利用する患者と患者に直接的な医療サービスを提供する医療機関スタッフに大きなインパクトを与えたのである．

3. HIPAA プライバシールールのポイント

　医療における個人情報保護体制を全米統一の基準に収めたことであるのは先に述べたところである．このことは，同時に医療事務の簡素化を図り事務経費のコストを削減することを全米規模で行える体制をつくったことであると言える．また，個人情報保護のルールを明示化したことでもある．個人情報に関する個人の権利と情報利用や開示について，より具体的なルールを提示することを強く意識している．

　HIPAA プライバシールールのポイントを以下に示す．

① 医療機関における医療情報の取り扱い方針を患者に通知しなければならない

② 診療，支払いおよび医療業務管理のため以外に医療情報を使う場合は，患者自身の許可が必要である

③ それ以外の具体的な場合の情報取り扱いのルールを定めることが義務付けられている

④ 医療機関の職員に患者の個人情報保護に関する研修を受けさせる制度を義務付ける

⑤ 医療機関内には通知書面に関する問い合わせ責任者であるプライバシー担当者（privacy officer）を設置しなければならない

⑥ 患者の権利として，情報開示請求権，情報訂正請求権，医療記録使用履歴の状況説明を受ける権利が明記されている

⑦ 罰則規定は，最も重いもので懲役 10 年，罰金 25 万ドルとされている

⑧ 州法において，HIPAA プライバシールールより厳しいプライバシー保護を求める場合には，州法の適用を認める

4. HIPAA および HIPAA プライバシールールの課題

まず，州法との関係について述べる．HIPAAは，州際通商事項を対象にすることで，合衆国憲法や各州法に抵触することなく連邦法として成立し，HIPAAプライバシールールは州法中心の医療情報保護体制に全米統一の基準を定めたことは先述のとおりである．しかし，それぞれの州法は正当な目的により州際通商に付随的に影響を与える規制を行うことは可能なのである．仮に，個人情報保護を目的として，HIPAAプライバシールールの規定よりも厳しい規定を州法で定めた場合には，州法による規制が行われる可能性があるということである．つまり，実際の医療情報の取り扱いについて，すべての場合において州法に優先してHIPAAプライバシールールの規定が適用されるとは限らないのである．

次に，規制対象について述べる．HIPAAおよびHIPAAプライバシールールは医療における個人情報の取り扱いについて定めたものであるが，規制対象が，医療における個人情報を取り扱う者に限られている．具体的には，医療保険者・医療事務代行業者・医療機関のうち，個人情報データベースを事業に用いる者である．医療情報を取り扱っていても，これらに該当しない業者等は規制対象にならない．HIPAA関連規則のうち，Security Standards（セキュリティ基準）にて，情報機器に関連する情報の安全な取り扱いを定めているものの，仮に情報機器のトラブルなどで，偶発的に非医療関係者が個人情報を入手した場合には，規制することができないのである．

さらに，米国といえば，トラブル解決の手段として訴訟が比較的容易に用いられているが，HIPAAプライバシールールには患者自身の司法上の請求権に関する規定がない．医療情報が不当に用いられているとして患者の権利が侵害されているような場合であっても，裁判を起こすことができる仕組みはない．HIPAAプライバシールールのうえでは，プライバシー担当者（privacy officer）へ不服申し立てをするか，連邦厚生省の法執行部門である人権保護局に訴えることになる．

最後に，医療情報の使用範囲に関する規定の曖昧さについて述べる．同意を必要とせずに，診療，支払いおよび医療業務管理に医療情報を使用する旨を通知文書に記載することになっていることは，前項で触れたところである．診療と支払いについては，使用する情報の範囲と機会は明確であるが，医療業務管理については範囲が明確ではなく，たとえば，医療機関内の教育目的で医療情報が使用される場合には，医療業務管理の範囲の活動であるとされることがあり，実際の判断は，個々の医療機関にゆだねられることになる．

3-3-4 個人情報の取り扱いに関する指針等

医療分野における個人情報取り扱いのためのガイダンスと医学研究に関する
指針
- ●「医療・介護関係事業者における個人情報の適切な取扱いのためのガイダンス」
  →医療・介護関係事業者の義務などが記載されている．
- ●医学研究に関する指針における個人情報保護と研究実施までの手続き
  →研究計画書が倫理審査委員会に承認されることが必要．

表 3-5　医療関連分野ガイダンス等（2023 年 3 月一部改正）

「医療・介護関係事業者における個人情報の適切な取扱いのためのガイダンス」
「健康保険組合等における個人情報の適切な取扱いのためのガイダンス」
「国民健康保険組合における個人情報の適切な取扱いのためのガイダンス」
「国民健康保険団体連合会等における個人情報の適切な取扱いのためのガイダンス」
「経済産業分野のうち個人遺伝情報を用いた事業分野における個人情報保護ガイドライン」
「医療情報システムの安全管理に関するガイドライン第 6.0 版」（2023 年 5 月一部改正）

表 3-6　医学研究に関する指針等（2023 年 3 月一部改正）

「人を対象とする生命科学・医学系研究に関する倫理指針」
「遺伝子治療等臨床研究に関する指針」
「ヒト受精胚の作成を行う生殖補助医療研究に関する倫理指針」
「ヒト受精胚に遺伝情報改変技術等を用いる研究に関する倫理指針」

　医療分野においては，個人情報取扱事業者における個人情報取り扱いのためのガイダンスと医学研究における個人情報取り扱いのための指針が公表されている．個人情報の保護に関する法律の改正に伴い改正されたものを**表 3-5，3-6** に示す．
　ここでは，医療機関等の臨床現場に直接的に関係する**医療・介護関係事業者における個人情報の適切な取扱いのためのガイダンス**」と，医学研究に関する指針の概要について，個人情報保護に関する規定を中心に解説する．

1. 「医療・介護関係事業者における個人情報の適切な取扱いのためのガイダンス」

Essential Point

「医療・介護関係事業者における個人情報の適切な取扱いのためのガイダンス」に規定されている，個人情報の取り扱いに関する義務

1) 利用目的の特定等
2) 不適切な利用の禁止
3) 利用目的の通知等
4) 個人情報の適切な取得，個人データ内容の正確性の確保
5) 安全管理措置，従業者の監督および委託先の監督
6) 漏えい等の報告等
7) 個人データの第三者提供
8) 外国にある第三者への提供の制限
9) 第三者提供に係る記録の作成等
10) 第三者提供を受ける際の確認等
11) 保有個人データに関する事項の公表等
12) 本人からの請求による保有個人データ等の開示
13) 訂正および利用停止
14) 開示等の請求等に応じる手続きおよび手数料
15) 理由の説明，事前の請求，苦情の対応

　このガイダンスは，「個人情報の保護に関する法律」（以下，「法」）の規定に基づき，病院，診療所，薬局，介護保険法に規定する居宅サービス事業所等において，個人情報の適正な取り扱いの確保に関する活動を支援するための具体的な留意点・事例などを示している．

表 3-7　医療・介護関係事業者の例

1．医療関係事業者
　病院，診療所，助産所，薬局，衛生検査所，指定訪問看護事業者，歯科技工所
2．介護関係事業者
　・介護保険法に規定する居宅サービス事業者，介護予防サービス事業者，地域密着型サービス事業者，地域密着型介護予防サービス事業者，居宅介護支援事業者，介護予防支援事業者，介護保険施設を経営する事業者
　・老人福祉法に規定する老人居宅生活支援事業者，老人福祉施設を経営する事業者，その他高齢者福祉サービス事業を行う者

表 3-8　医療・介護関係事業者に作成・保存が義務づけられている記録例

1．医療機関等
　診療録，処方せん，麻酔記録，助産録，救急救命処置録，照射録，手術記録，看護記録，検査所見記録，エックス線写真，入院診療計画書，歯科衛生士業務記録，歯科技工指示書，調剤録，委託検査管理台帳，検査結果報告台帳，苦情処理台帳，訪問看護計画書，訪問看護報告書，紹介状（地域医療支援病院及び特定機能病院の場合），退院した患者に係る入院期間中の診療経過の要約（地域医療支援病院及び特定機能病院の場合），研究対象者に対する医薬品等の投与及び診療により得られたデータその他の記録（臨床研究中核病院の場合）
2．介護関係事業者
　居宅サービス計画（通称：ケアプラン），サービスの提供の記録（通称：ケア記録，介護日誌，業務日誌），訪問介護計画，苦情の内容等の記録，通所介護計画，行った具体的な処遇の内容等の記録，入所者の処遇に関する計画，身体的拘束等に係る記録

　具体的には，ガイダンスの【法の規定により遵守すべき事項等】のうち，「しなければならない」などと記載された事項については，法の規定により厳格に遵守することが求められ，【その他の事項】については，法に定められた義務ではないが達成できるよう努めることが求められている．

　ガイダンスの対象となる医療・介護関係事業者は，患者に対し直接医療を提供する医療機関等および高齢者福祉サービスを行う介護関係事業者であるが（表 3-7），検体検査，患者等や介護サービス利用者への食事の提供，施設の清掃，医療事務の業務など，医療・介護関係事業者から委託を受けた業務を遂行する事業者においても，個人情報の安全管理措置を講ずることが求められる．委託を行う医療・介護関係事業者は，ガイダンスに沿った対応を行う事業者を委託先として選定し，委託先事業者において個人情報の取り扱いについて，適切な運用が行われていることを確認するなどの措置を講ずる必要がある．

　個人情報とは生存する個人に関する情報である（法第 2 条）．ガイダンスでは，医療・介護関係事業者が保有する生存する個人に関する情報のうち，医療・介護関係の情報を対象としており，これらが診療録等の形態に整理されていない場合でも対象となる（表 3-8）．患者・利用者が死亡した後においても，医療・介護関係事業者が当該患者・利用者の情報を保存している場合には，個人情報と同等の安全管理措置を講じなければならない．

　患者・利用者が死亡した際に，遺族から診療経過，診療情報や介護関係の諸記録について照会が行われた場合，事業者は，患者・利用者本人の生前の意思などを十分に尊重しつつ，特段の配慮が

求められる．患者・利用者が死亡した際の遺族に対する診療情報の提供については，**「診療情報の提供等に関する指針」**（「診療情報の提供等に関する指針の策定について」（平成15年9月12日医政発第0912001号））に定められている取り扱いに従って，遺族に対して診療情報・介護関係の記録の提供を行うものとしている．

以下に，ガイダンスに示されている医療・介護関係事業者の義務等について概説する．

1）利用目的の特定等

医療・介護サービスを希望する患者・利用者から個人情報を取得する場合，患者・利用者に対する医療・介護サービスの提供，医療・介護保険事務，入退院等の病棟管理などで，患者・利用者の個人情報を利用することは患者・利用者にとって明らかと考えられる．これら以外で個人情報を利用する場合は，患者・利用者にとって必ずしも明らかな**利用目的**とは言えないため，個人情報を取得するにあたって明確に利用目的の公表などの措置が講じられなければならない．事業者は，自らの業務に照らして通常必要とされるものを特定して公表（**院内掲示**など）しなければならない．

このように，あらかじめ本人の同意を得ないで法第17条の規定により特定された利用目的の達成に必要な範囲を超えて個人情報を取り扱ってはならない（法第18条第1項）．しかし，①法令（条例を含む）に基づく場合（例：医療法に基づく立入検査，介護保険法に基づく不正受給者にかかる市町村への通知，児童虐待の防止等に関する法律に基づく児童虐待にかかる通告），②人の生命・身体・財産の保護のために必要であるが本人の同意を得ることが困難であるとき（例：意識不明で身元不明の患者について関係機関へ照会したり，家族からの安否確認に対して必要な情報提供を行う場合，意識不明の患者の病状や重度の認知症の高齢者の状況を家族等に説明する場合，大規模災害等で医療機関に非常に多数の傷病者が搬送され家族からの問い合わせに対応するには本人同意を得ることが難しい場合），③公衆衛生の向上または児童の健全な育成の推進のためにとくに必要がある場合であるが本人同意を得ることが困難であるとき（例：健康増進法に基づく地域がん登録事業による国・地方公共団体への情報提供，児童虐待事例についての関係機関との情報交換，医療安全の向上のため院内で発生した医療事故等に関する国・第三者機関等への情報提供のうち氏名等の情報が含まれる場合）などは，本人の同意は不要である（法第18条第3項）．

2）不適切な利用の禁止

違法または不当な行為を助長し，または誘発するおそれがある方法により個人情報を利用してはならない（法第19条）．個人情報の保護に関する法律などの法令に違反する行為や公序良俗に反するような社会通念上適正とは認められないような行為を助長・誘発するような方法や，そのおそれがある場合（例：医療・介護関係事業者が第三者に個人情報を提供する時点で個人情報が違法に利用されることが予見できる状況であった場合など）には，個人情報を利用してはならない．

3）利用目的の通知等

個人情報を取得するには，あらかじめ利用目的を公表しておくか，個人情報を取得した場合に速やかに利用目的を本人に通知または公表しなければならない（法第21条）．利用目的の公表方法は，院内や事業所内に掲示するとともに，可能な場合にはホームページへ掲載するなど，広く公表

する必要がある．たとえば，受付で患者に保険証を提出してもらう場合や問診票の記入を求め本人から直接書面に記載された個人情報を取得する場合は，あらかじめ利用目的を院内掲示等により明示しなければならない．さらに，利用目的を変更した場合は，変更された利用目的について本人に通知または公表しなければならない．

4）個人情報の適正な取得，個人データ内容の正確性の確保

個人情報を取得する場合は，偽りその他不正の手段により個人情報を取得してはならない（法第20条）．たとえば，診療等のために必要な過去の受診歴などについては，必要な範囲について本人から直接取得するほか，第三者提供について本人の同意を得た者から取得することを原則とする．また，親の同意なく，十分な判断能力を有していない子どもから家族の個人情報を取得してはならない．

要配慮個人情報の取得については，あらかじめ本人の同意を得なければならないが，たとえば，患者が医療機関の受付などで問診票に患者自身の身体状況や病状などを記載し，保険証とともに受診を申し出ることは，患者自身が自己の要配慮個人情報を含めた個人情報を医療機関に取得されることを前提としていると考えられる．これらの患者の行為をもって，要配慮個人情報を含む個人情報を取得することについて同意があったものと解される．また，医療機関等が要配慮個人情報を第三者提供の方法により取得した場合，提供元が本人から必要な同意（要配慮個人情報の取得および第三者提供に関する同意）を取得していることが前提となるため，提供を受けた医療機関等が，あらためて本人から同意を得る必要はない．

適正な医療・介護サービスを提供するという利用目的の達成に必要な範囲において，個人データを正確かつ最新の内容に保つよう努めなければならない（法第22条）．

5）安全管理措置，従業者の監督および委託先の監督

個人データの漏えい，滅失または毀損の防止など，個人データの安全管理のために安全管理措置を講じなければならない（法第23条）．従業者に個人データを取り扱わせるにあたっては，個人データの安全管理が図られるよう監督を行わなければならない（法第24条）．

事業者の規模，従業者の様態などを勘案して，次の①〜⑨に示すような取り組みを参考に，必要な措置を行うものとする．

① 個人情報保護に関する規程の整備，公表
② 個人情報保護推進のための組織体制等の整備
③ 個人データの漏えい等の問題が発生した場合等における報告連絡体制の整備
④ 雇用契約時における個人情報保護に関する規程の整備
⑤ 従業者に対する教育研修の実施
⑥ 物理的安全管理措置：入退室管理の実施，記録機能を有する機器の接続制限など
⑦ 技術的安全管理措置：個人データに対するアクセス管理・アクセス記録の保存など
⑧ 個人データの保存：保存媒体の劣化防止などの個人データ消失防止など
⑨ 不要となった個人データの廃棄，消去：焼却・溶解など復元不可能な形で廃棄するなど

検査や診療報酬または介護報酬の請求にかかる事務など，個人データの取り扱いを委託する場

合，安全管理措置を遵守させるよう受託者に対し，必要かつ適切な監督をしなければならない（法第25条）．「必要かつ適切な監督」には，委託契約した事業者が定める安全管理措置の内容を契約に盛り込むことにより受託者の義務とするほか，業務が適切に行われていることを定期的に確認することなども含まれる．

　医療情報システムの導入，診療情報の外部保存を行う場合には，「医療情報システムの安全管理に関するガイドライン」によることとし，医療機関等において運営および委託等の取り扱いについて安全性が確保されるよう規程を定め，実施するものとする．

6）漏えい等の報告等

　取り扱う個人データの漏えい・滅失・毀損などの個人データの安全の確保にかかる事態であって個人の権利利益を害するおそれが大きいもの（例：患者の診療情報や調剤情報を含む個人データを記録したUSBメモリーを紛失した）が生じたときは，当該事態が生じた旨を個人情報保護委員会に報告するとともに，本人への通知を行わなければならない（法第26条）．

　医療機関等においてコンピュータウイルスの感染などによるサイバー攻撃を受けた疑いがある場合，「医療機関等におけるサイバーセキュリティ対策の強化について」（平成30年10月29日医政総発1029第1号・医政地発1029第3号・医政研発1029第1号）により，ただちに医療情報システムの保守会社等に連絡のうえ，医療情報システムに障害が発生し，個人情報の漏えいや医療提供体制に支障が生じる，またはそのおそれがあると判断された場合には，速やかに厚生労働省医政局特定医薬品開発支援・医療情報担当参事官室に連絡すること．

7）個人データの第三者提供

　あらかじめ本人の同意を得ないで，個人データを第三者に提供してはならない．ただし，①法令（条例を含む）に基づく場合，②生命・身体・財産の保護のために必要であるが本人の同意を得ることが困難であるとき，③公衆衛生の向上または児童の健全な育成の推進のためにとくに必要がある場合であって本人同意を得ることが困難であるとき，④国の機関・地方公共団体・その委託を受けた者が法令の定める事務を遂行することに対して協力する必要がある場合であって本人の同意を得ることにより当該事務の遂行に支障を及ぼすおそれがあるとき（例：災害発生時に警察が負傷者の住所・氏名・傷の程度などを照会する場合など），⑤学術研究機関等が学術研究目的で個人データを提供する場合で，個人データの提供が学術研究の成果の公表などのため，やむを得ない場合（例：顔面の皮膚病変に関する症例報告において，顔面の写真全体にモザイク処理をすることにより，症例報告の公表目的が達せられなくなるとき）などにおいては，本人の同意は不要である（法第27条第1項）．

　個人データの第三者提供について本人の同意があった場合で，その後，本人から第三者提供の範囲の一部についての同意を取り消す旨の申し出があった場合は，その後の個人データの取り扱いについては，本人の同意のあった範囲に限定して取り扱うものとする．

8）外国にある第三者への提供の制限

　外国にある第三者に個人データを提供する場合には，法第27条第1項各号に定める場合を除き，

外国にある第三者へ提供することについて本人の同意を得なければならない（法第 28 条）.

9）第三者提供に係る記録の作成等

　　個人データを第三者に提供したときは，個人データを提供した年月日，第三者の氏名または名称などの事項に関する記録を作成しなければならない．ただし，法令（条例を含む）に基づいて個人データを第三者提供する場合や，事業者が患者・利用者本人からの委託等に基づき当該本人の個人データを第三者提供する場合などは，この限りでない（法第 29 条第 1 項）．また，事業者は，これらの記録を作成した日から**個人情報保護委員会規則**で定める期間（記録の作成方法によって 1 ～ 3 年）保存しなければならない（法第 29 条第 2 項）.

10）第三者提供を受ける際の確認等

　　第三者から個人データの提供を受ける際は，第三者の氏名・名称および住所（法人の代表者の氏名），個人データの取得経緯について，確認を行わなければならない（法第 30 条）．確認を行ったときは，個人データの提供を受けた年月日，確認にかかる事項など個人情報保護委員会規則で定める事項に関する記録を作成し，その記録を保存しなければならない.

11）保有個人データに関する事項の公表等

　　保有個人データについて，個人情報取扱事業者の氏名・名称および住所（法人の代表者の氏名），すべての保有個人データの利用目的，保有個人データの利用目的の通知，開示，訂正，利用停止等の手続きの方法，保有個人データの利用目的の通知または開示にかかる手数料の額，法第 23 条の規定による安全管理措置，苦情の申出先などについて，本人の求めに応じて遅滞なく回答する場合を含めて，本人の知りうる状態に置かなければならない（法第 32 条）．本人から，本人が識別される保有個人データの利用目的の通知を求められたときは，利用目的が明らかになっている場合および法第 21 条第 4 項の例外に相当する場合を除き，遅滞なく通知しなければならない.

12）本人からの請求による保有個人データ等の開示

　　医療・介護関係事業者は，本人から，本人が識別される保有個人データの開示および第三者への提供記録の開示の請求を受けたときは，本人に対し遅滞なく開示しなければならない．本人が識別される保有個人データが存在しないときには，その旨を知らせることとする．ただし，本人または第三者の生命・身体・財産その他の権利利益を害するおそれがある場合，業務の適正な実施に著しい支障を及ぼすおそれがある場合，他の法令に違反することとなる場合には，保有個人データの全部または一部を開示しないことができる（法第 33 条第 2 項）.

　　診療録の情報のなかには診療録を作成した医師の保有個人データでもあるという二面性をもつ部分が含まれるが，診療録全体が患者の保有個人データであることから，患者本人から開示の請求がある場合に，その二面性があることを理由に全部または一部を開示しないことはできない.

　　請求を受けた保有個人データの全部または一部について開示しない旨を決定したときは，本人に対し遅滞なく通知しなければならない．開示しない場合には，その理由を説明するよう努めなければならない.

13) 訂正および利用停止

　医療・介護関係事業者は，本人から，保有個人データの訂正等，利用停止等，第三者への提供の停止の請求を受け，それらの請求が適正であると認められるときは，これらの措置を行わなければならない．ただし，利用停止等および第三者への提供の停止については，多額の費用を要するなど措置を行うことが困難な場合であって，本人の権利利益を保護するための代替措置をとるときは，この限りでない（法第35条第2項，4項）．なお，請求があった場合でも，訂正等が必要でない場合，誤りである指摘が正しくない場合，訂正等の対象が事実でなく評価に関する情報である場合については，これらの措置を行う必要はない．

　保有個人データの訂正等，停止等，第三者への提供の停止の請求に対して，措置を行ったとき，または行わない旨を決定したときは，本人に対し遅滞なく，その旨を通知しなければならない．本人に通知する場合には，その理由を説明するよう努めなければならない．

14) 開示等の請求等に応じる手続きおよび手数料

　医療・介護関係事業者は，本人からの開示等の請求等に関して，対象となる保有個人データ等を特定するための事項の提示を求めることができるが，本人が容易かつ的確に開示等の請求等をすることができるよう，本人の利便を考慮した措置をとらなければならない（法第37条第2項）．保有個人データ等の開示等の請求等は，未成年者または成年被後見人の法定代理人，請求等をすることにつき本人が委任した代理人も行うことができる（法第37条第3項）．

　保有個人データの利用目的の通知を求められたとき，または保有個人データの開示を請求されたときは，医療・介護関係事業者は手数料を徴収することができ，合理的であると認められる範囲内で手数料額を定めなければならない（法第38条第1項，2項）．また，保有個人データの開示等の請求等に対して，開示等の請求等に応じる手続きを定めるにあたっては，本人に過重な負担を課するものとならないよう配慮しなければならない（法第37条第4項）．

15) 理由の説明，事前の請求，苦情の対応

　医療・介護関係事業者は，本人から求められた保有個人データの利用目的の通知，本人から請求された開示，訂正等，利用停止等に対して，その措置をとらないなどの通知をする場合は，本人に理由を説明するよう努めなければならない（法第36条）．また，個人情報の取り扱いに関する苦情の適切かつ迅速な対応に努めなければならず，苦情の適切かつ迅速な対応を行うにあたり，苦情への対応を行う窓口機能等の整備や苦情への対応の手順を定めるなど必要な体制の整備に努めなければならない（法第40条）．

　このように，「医療・介護関係事業者における個人情報の適切な取扱いのためのガイダンス」には，法第17条から第40条までの個人情報取扱事業者の遵守すべき義務規定に対応したかたちで，医療・介護事業者の義務が記載されているのである．

2. 医学研究に関する倫理指針

　医学研究に関する倫理指針は，その目的に応じて作成されており，各指針の構成や各章のタイト

ルはさまざまである．基本的な内容としては，指針の目的，用語の定義，指針の適用される範囲，研究者・研究機関の長の責務，研究計画書に関する手続き，研究の信頼性の確保，倫理審査委員会，インフォームドコンセントの手続き，重篤な有害事象への対応，個人情報等の適正な取り扱いなどが含まれている．

とくに，個人情報等の取り扱いについては，「個人情報の保護に関する法律」に規定されている，個人情報等の不適正な取得および利用の禁止，正確性の確保等，安全管理措置，漏えい等の報告，開示等請求への対応を含め，個人情報等の取り扱いに関して，指針の規定のほか法令の遵守をうたっている．

研究実施にかかる手続きの概要を説明しておく．まず，研究者は，研究の実施に先立ち，研究計画書を作成し，研究機関の長の許可を得なければならないが，研究機関の長は合議制の諮問機関である**倫理審査委員会**を設置し，これに意見を求めることになる．倫理審査委員会では研究計画実施の適否について，倫理的および科学的観点から審査し，研究機関の長に意見を述べなければならない．研究機関の長は審査結果を尊重しなければならず，倫理審査委員会が不承認の意見を述べた研究については，その実施を許可してはならない．

倫理審査委員会の承認と研究機関の長の許可を得て，研究が開始されると，研究者は必要に応じて実施状況を研究機関の長に説明しなければならない．研究計画書の変更や研究継続の可否が倫理審査委員会にて審議され，研究計画の変更あるいは中止が求められることもある．研究者が，研究計画書を変更しようとするときは，再度，倫理審査委員会の審議を経て承認を得る必要がある．

研究実施にかかる手続きの手順について各指針（**表3-6**）で定めており，研究内容に応じて，研究にかかる適切な対応と報告，利益相反の管理，モニタリングおよび監査，研究対象者等に発生した**有害事象**への対応などを規定している．

参考文献

1) 個人情報保護委員会：個人情報保護法等．
https://www.ppc.go.jp/personalinfo/ （2023.11.29 参照）
2) 岡村久道：個人情報保護法の知識　第5版．日本経済新聞出版，2021.
3) 総務省：情報通信白書令和5年版．2023.
https://www.soumu.go.jp/johotsusintokei/whitepaper/r05.html （2023.11.29 参照）
4) OECD：OECD について．
http://www.oecd.org/ja/about/ （2023.11.29 参照）
5) 経済産業省：OECD（経済協力開発機構）．
https://www.meti.go.jp/policy/trade_policy/oecd/index.html （2023.11.29 参照）
6) OECDiLibrary：概要（日本語）プライバシー保護と個人データの国際流通に関するガイドライン．
https://doi.org/10.1787/9789264196391–sum-ja （2023.11.29 参照）
7) U.S. Department of Health & Human Services：Health Information Privacy.
https://www.hhs.gov/hipaa/index.html （2023.11.29 参照）
8) 丸山英二：入門アメリカ法．第4版，弘文堂，2020.
9) 樋口範雄：患者の医療情報の保護—アメリカにおける個人情報保護の一側面．ジュリスト，1231：176–179，2002.
10) 樋口範雄：アメリカにおける医療情報保護：HIPAA 法と日本への示唆．医療の個人情報保護とセキュリティ　第2版（開原成允，樋口範雄〔編〕），pp49–76，有斐閣，2005.
11) 厚生労働省：厚生労働分野における個人情報の適切な取扱いのためのガイドライン等．
https://www.mhlw.go.jp/stf/seisakunitsuite/bunya/0000027272.html （2023.11.29 参照）
12) 厚生労働省　研究に関する指針について．
https://www.mhlw.go.jp/stf/seisakunitsuite/bunya/hokabunya/kenkyujigyou/i-kenkyu/index.html （2023.11.29 参照）

臨地実習における患者情報の取り扱い

この項目で学ぶこと
- 実習における患者情報の記録，および実習終了後の記録物の取り扱いについて，守秘義務，個人情報保護の観点から，注意点，必要な手続きなどを理解する．
- ソーシャルネットワーキングサービス（SNS）の利用における，看護実習ならではの留意点について理解する．

3-4-1 実習記録の取り扱いについて

Essential Point
- 実習記録は医療者が守るべき受け持ち患者（対象者）の個人情報を基につくられている．
- 患者（対象者）の個人情報は，病院（施設）外への持ち出しが基本的に禁止されている．あるいは持ち出しには当事者の同意が必要となる．

　医療機関などにおいて，実習のために看護師養成所などの学生を受け入れる場合は，あらかじめ**院内掲示**などにより個人情報の**利用目的**を公表しておくか，学生が個人情報を参照する前に当該利用目的について患者本人から**同意**を得る必要がある．そのための同意文書を患者や家族と取り交わすことが望ましいとされている[1]．すなわち，医療・介護関係施設での実習において，実習学生への情報提供は**第三者への個人情報の提供**に当たると考えられ，実習前に文書により利用者または家族の**同意**を得るのが原則となる．臨地実習において作成される記録はそのような患者の個人情報に基づくものであることを，しっかり認識する必要がある．

　施設外への**実習記録の持ち出し**については，情報漏えい防止の観点から禁止している教育機関が多いが，学生による記録場所の確保の困難と記録物の保管上の制約のために，学校への持ち帰りが行われているところがある．実習記録の安全な管理はもとより，そのような患者情報（記録物）の取り扱いについても患者に明確に説明したうえで，同意を得ておく必要があるだろう．

　なお，患者の識別にかかわるすべての情報が削除された情報は定義上は「個人情報」には当たらない．しかし，後述（3-4-2）のように，患者氏名の記号化や削除のみでその条件を満たすことは難しい．患者の氏名を記載しない，あるいは単純な記号を用いるなどの対応は一般的になってきているが，それでも実習記録には患者に関する多くの個人情報が含まれており適切な取り扱いが求められる．

3-4-2 実習中のメモに関する問題

Essential Point

- ●実習中のメモも記録物である.
- ●メモ用紙やメモ帳は紛失などリスクが大きい.
- ●患者の氏名が示されていなくても,患者の特定が可能となることがある.
- ●実習後のメモの処分を確実に行う必要がある.

　多くの学生は,実習中に教員や臨床指導者に提示する実習記録とは別に,カルテや申し送りの内容,患者本人や家族から知り得た情報などを「メモ」(メモ用紙やメモ帳)に書き写すことがある.約20年前になるが筆者らが2002年,2003年に行った調査[2,3]では,ほとんどの学生が,診断名,既往歴,処置や治療の内容などの医療情報とともに,患者のイニシャル,生年月日,性別をメモに記載していることが示された.また,メモを取る理由のひとつに,具体的かつ詳細な患者情報の記載が求められる実習記録の作成があげられていた.この実態は,実習記録の目的および記載すべき内容の見直しという看護教育に関する根本的な問題も提起しているが,個人情報保護の観点から,現時点で少なくとも以下の3点の対策が必要であると考える.

①できるだけ患者の情報を「メモ」に記載しないこと(直接,実習記録に記載するなどして)

②やむをえずメモを取る場合は,患者のフルネームはもちろん,イニシャルを含めて患者の特定につながる情報は記載しないこと

③以上の注意のうえでやむをえずメモを取る場合は,紛失しやすい紙片(メモ用紙)への記載を避け,小型の手帳(メモ帳)など綴じられたものを用いるとともに,その取り扱いに十分に注意すること

　実習後の**「メモ」の処分**についても,十分な注意が必要である.前述の調査では,ほとんどの学生が実習終了後もメモ帳などを自分で保管していることも示された.保管場所は,机の引き出しや書棚など普通の場所であり,置き場所を忘れてしまった者もいた.一方,すでに処分していた一部の学生のなかに,普通の家庭ゴミのなかにそのまま捨てた者がいた.このような現実は,実習中の「メモ」から患者の個人情報が漏えいする可能性があることを示しており,実習後の「メモ」の処分について下記の対策が必要だと考える.

①使い終わった「メモ」は,確実に処分するように,学生に十分な指導を行うこと

②確実な処分のために,学校にシュレッダーを配備する,あるいは,学校側で回収し,確実な処分を行うこと

　なお,「メモ」に限らず実習記録についても,個人識別情報はもとより患者の特定につながる情報を含まないような記録様式に見直すとともに,保管や処分法について十分な指導が必要である[4].

3-4-3 ソーシャルネットワーキングサービス（SNS）の利用について

Essential Point
- ソーシャルネットワーキングサービス（SNS）の特徴を理解する.
- 投稿は施設外への個人情報の持ち出し, 第三者（当事者間以外の者）への提供に当たる.
- スマートフォン, タブレットの利用制限と適切な活用法について理解する.

　看護学生は看護師等の資格を得ていないので, 保健師助産師看護師法に基づく守秘義務の対象ではないが, 実習中に入手した患者情報を第三者に話してはいけないのは当然である. 今日, LINE, Twitter（Xに名称変更）, Instagram などの**ソーシャルネットワーキングサービス（SNS）**が日常的な友達とのコミュニケーション手段として利用されている[5]. 橋本ら（2013）[6]によれば, 2005年から2013年までに報道された医療系学生による患者情報事故12件のなかにSNSへの書き込みが2件含まれていた. その5年後の品川ら（2018）[7]の報告でも看護学生についてはマスコミを騒がせるような大きな事故は起きていないが, 看護教育に携わっている者はニアミスや問題行動を見聞きすることが少なくないと思われる. 第2章に示した情報リテラシーと情報セキュリティについて, しっかりと理解して, SNSを正しく使う必要がある.

　SNSへの投稿を個人情報保護の観点から見てみると, 患者に関する情報の投稿は, 施設外, 関係者以外への**個人情報の漏えい**であり**守秘義務違反**になるとともに, 同意を得ていない**第三者提供**になりうると理解して欲しい（看護学生に対する直接的な法的規定はないが）. たしかにLINEなどには, 招待者だけの情報共有の場をつくる機能がある. しかし, その招待者が仮に同じ実習グループの級友に限られていたとしても, それは実習カンファレンスでの情報共有とは異なる. 実習カンファレンスの資料は終了後に回収し, **シュレッダー処分**などを行うのが一般的だが, LINEにいったん投稿し共有された情報を投稿者側から完全にコントロールすることは現実的に困難である. 共有範囲を関係者だけに設定することはできるが, もともとグループへの参加や脱退が比較的容易にできるように設計されており, うっかりグループ以外の者を参加させてしまうこともあるだろう. さらには, いったん共有（投稿）した内容を誰かがコピーしたりグループ外に転送, 拡散することも可能である. このように, SNSは完全に閉じた環境で利用し続けられる保証はない. 前述（3-4-1）したように, 臨地実習で取り扱う患者の個人情報は, 基本的に施設外に持ち出してはいけないものであり, 第三者との共有は制限されていることを思い出してほしい.

　一方で, 臨地実習などで困難や悩みを抱える学生も多いだろう. SNSが普及する前は, 電話や仲間との直接対話による相談で解決されていたかもしれない. 一方, いま看護を学んでいる学生のほとんどはいわゆるZ世代であり, コミュニケーションもスマートフォンを介して行われることが多く, SNSでのやりとりが日常だろう. しかし, 臨地実習は, 日常生活とは異なる医療・介護施設で行われるものであり, その中では基本的にSNSによる情報発信は許されないことを再確認してほしい. 自分の日常生活でのSNSの利用と看護師（看護学生）としてのSNSの利用法を厳密に区別しないと, 患者の個人情報は守れない.

　一方で, 病棟看護業務などでのスマートフォンやタブレットの利用が進んでいる. ベッドサイド

での患者のバイタルサイン測定の結果が，それら情報端末を介して電子カルテに送られるシステムは多くの医療機関で採用されている．学生の実習についても，医学教育では，標準治療法や薬剤を調べたりするために病棟への持ち込みが認められている施設がある．看護の実習についても，情報検索のためのタブレットを配備したり，持ち込みを許可している施設がある．厚生労働省も看護基礎教育において ICT の活用のための能力を養うことを求めており（第 1 章を参照），新たな ICT 技術を活用した，効果的な医学・看護教育はすでにはじまっていると言える．しかし，上記のように許可のないスマートフォンやタブレットの持ち込みやそれらを用いた SNS 投稿は，大きな別の問題を引き起こす原因となる．SNS への発信に関する問題を含め，情報端末の正しい利用が，今後よりいっそう求められる．

引用文献

1) 厚生労働省：「医療・介護関係事業者における個人情報の適切な取扱いのためのガイダンス」に関する Q&A（事例集）．2017．
https://www.mhlw.go.jp/content/000681801.pdf （2021.9.22 参照）
2) Ota K, Sato T, et al. : Problems of Confidentiality of Patient's Information in a Clinical Practice at a College of Nursing in Japan. MEDINFO 2004 Proceedings of the 11th World Congress on Medical Informatics (ed. by Fieschi M, Coiera E, et al.), p1790, IOS Press, 2004.
3) Ota K, Yamagishi Y, et al. : Problems of confidentiality of patient's information in the clinical practice of nursing students in Japan. Proceedings of ICN Congress 2005 in Taiwan, 2005.
4) 夏目美貴子，太田勝正：臨地実習における学生の患者情報取り扱い上の問題およびその指導法，看護科学研究，11(1)：1-9，2013．
5) 藤本耕平：つくし世代：「新しい若者」の価値観を読む．pp140，光文社，2015．
6) 橋本勇人，品川佳満：医療系学生による患者情報に関する事故の概要と対応―教育機関が把握しておくべき法的対応を中心として―．川崎医療短期大学紀要，33：49-54，2013．
7) 品川佳満，橋本勇人・他：看護職者が起こしやすい個人情報漏えい事故の原因に関する分析― 2017 年の改正個人情報保護法施行までに起きた事故事例をもとに―．日本看護研究学会雑誌，41(5)：1005-1012，2018．

4-1　病院情報システム

4-1-1　病院情報システムの種類

Essential Point

- 病院情報システムは，病院で用いられている情報システムの総称
  多くの病院業務は，情報システムで支えられている．
- 基幹系システム：電子カルテシステムなど多くの職種が共通利用するシステム
  部門系システム：検体検査システムなど特定の職種や部門が利用するシステム

病院情報システム（Hospital Information System：HIS）とは，その名のとおり，病院で用いられている情報システムの総称である．

病院の業務は，数多くの情報システムによって支えられている．たとえば病棟で看護師が採血をする場面を想像してみよう．まず，医師が電子カルテシステムから血液検査の指示（オーダ）を発行する．検査部門では，このオーダを受けて，検査項目に応じた採血管を選択し，その採血管に検体ラベルを貼り付けるためのシステムが作動する．病棟に採血管が到着したら，看護師は電子カルテシステムのバーコードリーダで採血管を読み込み「**3点認証**」を行ってから，採血を実施する．採血済みの採血管は，病棟から検査部門に戻され，今度は検体検査システムで検査部門受付の処理を行ったうえで，分析装置にかけられる．分析装置から得られた検査値は，検体検査システムを通じて電子カルテシステムに送信され，この時点で医師は検査結果を参照することが可能になる．また，当時に検体検査システムから医事会計システムには検査を実施した情報が送信され，この時点で検査料が発生する．

情報システムがなければ，病院職員はこうした情報をすべて伝票でやりとりすることになる．効率も悪いし，何よりも取り違えなどのリスクも増大する．もっとも，病院は専門分化された組織であり，職種や部門によって必要な情報も異なる．このことから，病院で取り扱うすべての情報をひとつのシステムで取り扱うことは不可能であり，職種や部門ごとに異なる情報システムが構築される．その結果，病院には多種多様な情報システムが構築され，それぞれのシステム間が連携を取りながら情報共有していくことになる（図4-1）．

そこで，電子カルテシステムなど多くの職種が共通利用するシステムを「基幹系システム」，検体検査システムなど特定の職種や部門が利用するシステムを「部門系システム」という．基幹系シ

図4-1 病院内の多様な情報システム

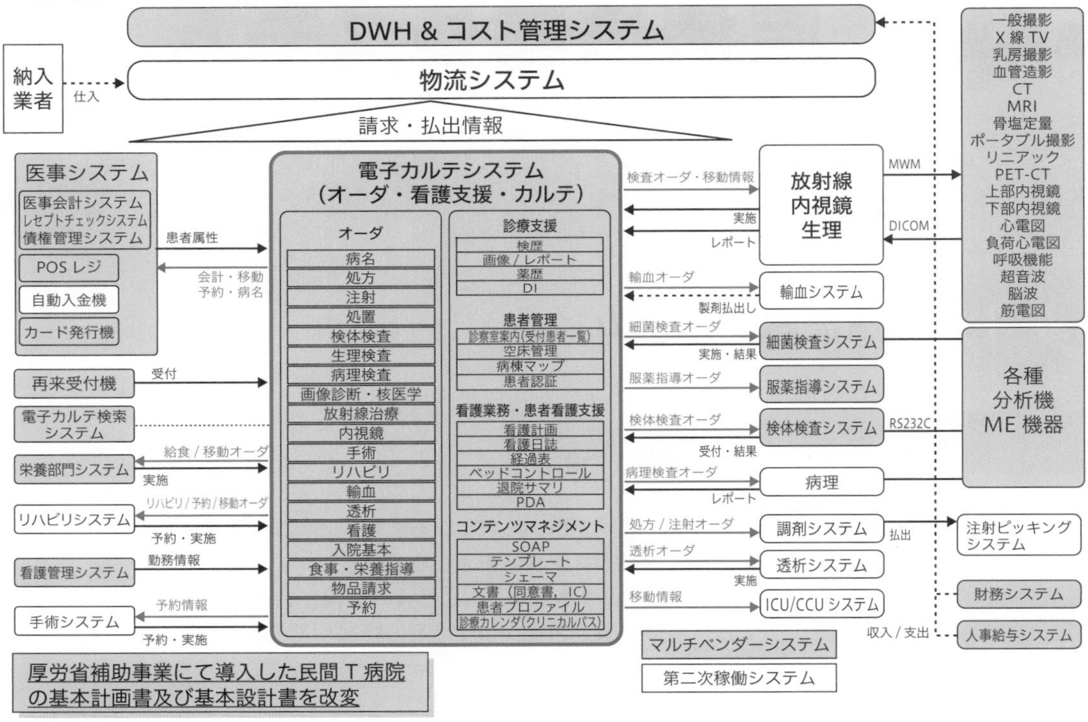

DWH & コスト管理システム

納入業者 — 仕入 → **物流システム**

請求・払出情報

医事システム
- 医事会計システム
- レセプトチェックシステム
- 債権管理システム
- POSレジ
- 自動入金機
- カード発行機

患者属性
会計・移動／予約・病名

再来受付機 ← 受付
電子カルテ検索システム
栄養部門システム ← 給食／移動オーダ／実施
リハビリシステム ← リハビリ／予約／移動オーダ
看護管理システム ← 予約・実施／勤務情報
手術システム ← 予約情報／予約・実施

電子カルテシステム（オーダ・看護支援・カルテ）

オーダ
- 病名
- 処方
- 注射
- 処置
- 検体検査
- 生理検査
- 病理検査
- 画像診断・核医学
- 放射線治療
- 内視鏡
- 手術
- リハビリ
- 輸血
- 透析
- 看護
- 入院基本
- 食事・栄養指導
- 物品請求
- 予約

診療支援
- 検歴
- 画像／レポート
- 薬歴
- DI

患者管理
- 診察室案内（受付患者一覧）
- 空床管理
- 病棟マップ
- 患者認証

看護業務・患者看護支援
- 看護計画
- 看護日誌
- 経過表
- ベッドコントロール
- 退院サマリ
- PDA

コンテンツマネジメント
- SOAP
- テンプレート
- シェーマ
- 文書（同意書, IC）
- 患者プロファイル
- 診療カレンダ（クリニカルパス）

厚労省補助事業にて導入した民間T病院の基本計画書及び基本設計書を改変

検査オーダ・移動情報 → **放射線 内視鏡 生理** — MWM — 一般撮影／X線TV／乳房撮影／血管造影／CT／MRI／骨塩定量／ポータブル撮影／PET-CT／上部内視鏡／下部内視鏡／心電図／負荷心電図／呼吸機能／超音波／脳波／筋電図
実施／レポート DICOM

輸血オーダ → **輸血システム**
製剤払出し

細菌検査オーダ → **細菌検査システム** ← 実施・結果
服薬指導オーダ → **服薬指導システム**
検体検査オーダ → **検体検査システム** — RS232C — **各種分析機 ME機器**
受付・結果
病理検査オーダ → **病理** ← レポート

処方／注射オーダ → **調剤システム** — 払出 → **注射ピッキングシステム**
透析オーダ → **透析システム** ← 実施
移動情報 → **ICU/CCUシステム**
収入／支出 → **財務システム**／**人事給与システム**

マルチベンダーシステム
第二次稼働システム

阿曽沼元博：厚生労働科学研究補助金（医療技術評価総合研究事業）「電子カルテシステムが医療及び医療機関に与える効果及び影響に関する研究（報告）」，厚生労働省ホームページ　https://www.mhlw.go.jp/shingi/2005/03/s0303-8a.html
※青太線は著者による

ステムと部門系システムの違いは，システム間の情報の流れを図示してみれば一目瞭然である．つまり，基幹系システムはさまざまなオーダを発行しており，これを部門系システムが受けてその結果を返す構造になっている．

4-1-2 病院情報システム導入の意義

Essential Point
- 病院情報システムを導入する意義は，医療の質と効率性を高めるインフラストラクチャーの整備にある．
- 医療の質：＜医療安全＞患者取り違えの防止，文字が読みやすくなり伝達ミスの防止など
  ＜EBM＞データの蓄積による根拠に基づく医療の実現など
- 効率性：伝票の作成や運搬に伴う作業の削減など

　わが国で病院情報システムの導入が本格的に始まったのは，2001年頃と言われている．2001年6月に政府の経済財政諮問会議による「今後の経済財政運営及び経済社会の構造改革に関する基本方針」（「骨太方針」）が閣議決定され，そのなかに「医療サービスのIT化の促進，電子カルテ，

表 4-1 「医療の課題」とその解決を目的とした情報化（概念整理）

医療の課題	対応する情報技術を活用した手段	効果
情報提供	電子カルテシステム	（比較可能なデータの蓄積と活用） ・適切な情報管理・検索 ・目的に沿った情報の加工が容易 　（見やすく読みやすく分かりやすい情報） ・患者にとって理解しやすい診療の説明 　（医療従事者間での情報提供や診療連携） ・医療機関内，医療機関間，医療機関・他の関係機関との情報ネットワーク化 ・セカンドオピニオン※の際に初めの病院で検査した正確な患者情報を容易に参照可能
	レセプト電算処理システム	・健康指導などの保健事業に活用
質の向上	「根拠に基づく医療」支援（Evidence-based Medicine：EBM）	・質の高い医学情報を整理・収集しインターネット等により医療従事者や国民に提供 ・診療ガイドラインの作成支援・提供
	電子カルテシステム	・患者の診療データの一元管理・共有化，情報の解析等による新たな臨床上の根拠（エビデンス）の創出
	遠隔診療支援	・遠隔地の専門医による診断支援，治療指示等が受けられる ・在宅において安心できる療養の継続
効率化	電子カルテシステム オーダリングシステム	・フィルム等消耗品の使用量削減 ・正確な物流管理による経費節減
	レセプト電算処理システム	・診療報酬の請求・審査支払事務の効率化
	個人・資格認証システム	・医療事務の効率化
	物流管理システム（電子商取引）	・医療資材物流に関する事務の効率化
安全対策	オーダリングシステム	・診療情報の共有による伝達ミスの防止，入力・処方ミスのチェック

※セカンドオピニオン：診断や治療法が適切かどうか，患者が複数の医師等に意見や判断を求めること．
保健医療情報システム検討会：保健医療分野の情報化にむけてのグランドデザイン
https://www.mhlw.go.jp/shingi/0112/s1226-1a.html

電子レセプトの推進により，医療機関運営コストの削減を推進する」ことが盛り込まれた．つまり，病院情報システムを導入する政策上の目的は，究極的には，各病院の効率化にあると言える．

　しかし医療サービスにおいては，効率性の追求を理由に，品質を落とすことは許容されない．だから，その質を維持しつつ効率性を高めることが，病院情報システムに課せられた使命と言える．このことは，骨太方針を受けて 2001 年 12 月に厚生労働省の保健医療情報システム検討会が取りまとめた「**保健医療分野の情報化にむけてのグランドデザイン**」でも明記されている．すなわち，医療の課題として「情報提供」「質の向上」「効率化」「安全対策」の 4 つを掲げ，これを実現する手段として電子カルテシステムなどの病院情報システムを位置付けた（表 4-1）．

　この検討会には現職の看護管理者の視点も盛り込まれ，グランドデザインには，将来の姿として「治療手順や看護手順等の標準化による業務の効率化や検査記録など診療情報の自動的な入力等に

よる省力化により医療従事者が記録作成等の事務的な仕事に使う時間を節約でき，これにより患者と接するコミュニケーションのための時間をより多く取ることができるようになり，より充実した診療や看護ケア等が受けられるようになる」との期待が示された．すなわち，医療の効率性を高めることで結果的に医療の質向上につなげていくことが，医療情報システムを活用する際の基本的視点と言える．

　このような電子カルテシステムをはじめとする医療情報システムの導入効果を定量的に示すことは，非常に難しい．投資対効果（Return on Investment：ROI）を示しにくいことは，これらのシステムに投資しにくいことをも意味している．電子カルテシステムが導入され始めた 2000 年頃には投資対効果として人件費の削減を掲げた病院もあったが，これが議論として成立しないことはすぐに明らかになってきた．電子カルテシステムにおける情報の発生源は医師や看護師であるから，その業務を増やしながら人件費を削減することは困難である．この入力負荷の問題については，昨今，医師事務作業補助者や看護補助者の手を借りることによって，ある程度の軽減が図られるようになった．そこで現在では ROI というひとつの指標にこだわることなく，病院が行っている医療サービスやそのための業務を可視化し，その改善に結びつけるためのインフラストラクチャー（基盤）ととらえるようになった．たとえば入退院の時間帯を病棟ごとに集計し，退院時刻をできるだけ早く，入院時刻をできるだけ遅くなるよう調整していけば，同じ病床を同じ日に 2 人の患者が利用でき，より多くの入院需要に応えて収益を増やすことも可能になる．こうした可視化と改善を行うためのツールとして，電子カルテシステムをはじめとする病院情報システムを活用していくことが，これらのシステムの最大の意義と考えられるようになった．

4-1-3　病院情報システムによる情報活用

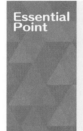

Essential Point

- 医療の質と効率性の向上を図るため，病院情報システムから得られたデータを活用して各種データベース構築が進められている．
  （例：「DPC 導入の影響評価にかかわる調査」，NDB など）
- こうしたデータベースを軸に意思決定を行える医療を，「データ駆動型医療」という．
  ただし，データを蓄積するために医療現場の負担を増やすべきではないため，Real World Data（RWD）の利用が重視されるようになった．

　フローレンス・ナイチンゲールが，クリミア戦争において病院内の衛生状況を改善し，死亡率の低減に寄与したことはよく知られている．いわゆる「鶏のとさか」と呼ばれる円グラフ（図 4-2）は非常に有名だが，ここではデータの示し方とともに，データの蓄積方法を標準化した成果も大きい．

　たとえば，「発熱者」というデータを蓄積するとしよう．そこでは，「発熱とは何を指すのか」が課題となる．具体的にたとえば「腋窩温で 37.5℃以上が基準」「1 日の中で 1 回でも基準を満たした場合」などの定義をしなければ，「発熱者が○人いる」といったデータは意味をなさないことになる．2016 年には看護実践用語標準マスターが厚生労働省標準規格となり徐々に知名度が上がってきたものの（5-2-2 参照），病院内で用いられる用語やコードには，まだ病院ごとのローカルルー

図4-2　フローレンス・ナイチンゲールによる英国軍兵士の死因分析のグラフ

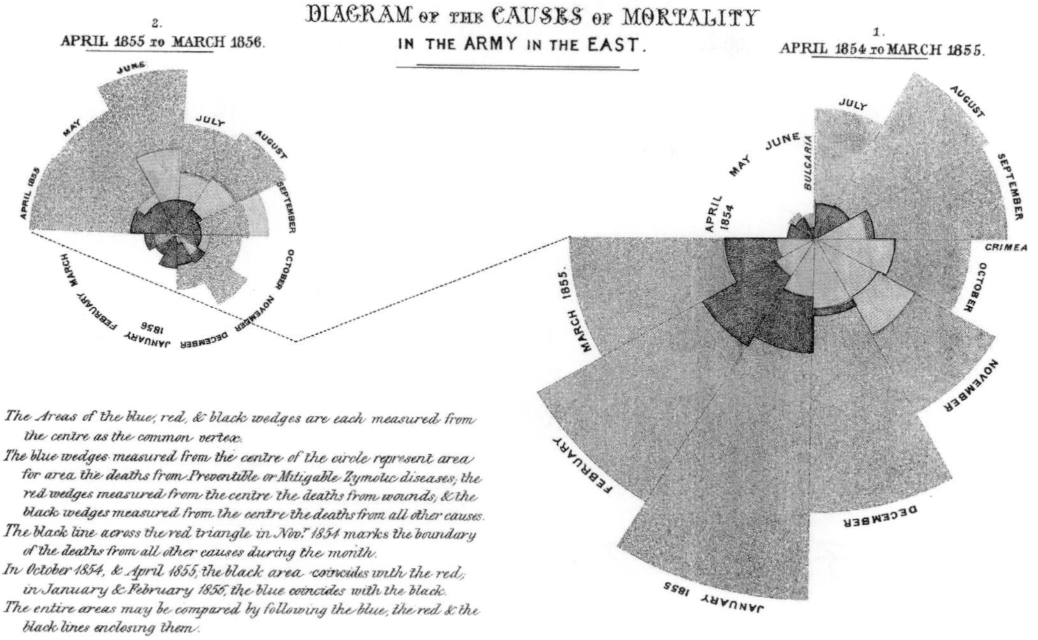

ルが根強く残っている．よって，各病院に蓄積された病院情報システムのデータを全国的に集約しても，そこから意味のある知識を取り出すことは難しい．

　そこで各病院では，病院情報システムに蓄積されたデータを基に，国や学会など公的な事業によるデータベース運営者に対して，個票データの提出を行っている．たとえば入院医療に関しては，診断群分類（Diagnosis Procedure Combination：DPC）に基づいて定額払い（Per-Diem Payment System：PDPS）を行う仕組みがある（6-2-4参照）が，このDPC/PDPSを適用する病院には「DPC導入の影響評価に係る調査」に診療録の一部のデータを提出することが義務づけられている．これにより，どのような病院に，どのような疾患の患者が入院しているかが明らかになったとともに，これらの主要な集計済みデータは，厚生労働省のホームページを通じて国民や医療関係者に還元されている（図4-3）．

　また，各病院が審査支払機関を通じて保険者に提出した診療報酬明細書（レセプト）のデータは，国が高齢者の医療の確保に関する法律に基づき運営する「レセプト情報・特定健診等情報データベース」（NDB）にも反映され，その一部はNDBオープンデータとして公表もされている．

　こうしたデータを基に意思決定を誘導してもらうかたちで医療を提供することを，「データ駆動型医療（data-driven healthcare）」という．コンピュータの高性能化が進み，いわゆる「ビッグデータ」と呼ばれる多量のデータを蓄積し，それを処理する技術的環境が整ってきた．また，医療分野における用語・コードの標準化も徐々に進み，これらの技術を活用する前提となる医学・看護学などの基盤も整ってきた．よって，医療分野におけるデータベース事業は，増加の一途にある．

　他方，こうしたデータベース事業が増えることで，病院情報システムからデータを抽出しデータベース運営者に個票データを提出するための，診療情報管理士などの業務負荷も大きくなる．ま

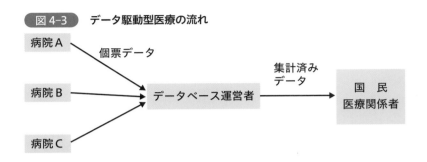

図4-3 データ駆動型医療の流れ

病院A ──個票データ──→ データベース運営者 ──集計済みデータ──→ 国 民 医療関係者
病院B ─→
病院C ─→

た，個票データの作成に人の手が入ると，その段階でデータの信頼性にも揺らぎが生ずる．そのため昨今では個票データの登録にできるかぎり人の手を介さず，現実の業務に用いたデータ（Real World Data：**RWD**）を流用することを前提にデータ蓄積することが重視されるようになった．

4-2 電子カルテシステム

4-2-1 電子カルテシステムとユーザーインターフェイス

Essential Point

● 電子カルテとは，電子的に記録し，保存された診療記録（電子診療記録）である．
● 電子カルテシステムとは，電子カルテを記載するための情報システムである．
● 電子カルテシステムのユーザーインターフェイスは，看護師の業務に大きな影響を与える．

　まずは「電子カルテ」と「電子カルテシステム」の違いについて概説する．

　電子カルテとは，電子的に記録し，保存された診療記録（電子診療記録）を指すものと解されている．電子的に保存されたデータは，それ自体を人が肉眼で見ても，内容を理解することは困難である．よって，看護師などの医療従事者が参照し，そして入力を行っているのは「電子カルテ」自体ではなく，そこに書き込みなどを行うための「システム」ということになる．

　つまり，医療従事者が操作しているものは「電子カルテシステム」であり，そのシステムによってデータベースに蓄積されたものが「電子カルテ」ということになる（図4-4）．だから正しく言えば「電子カルテシステムへの入力を通じて電子カルテのデータベースに登録する」となるのだろうが，あまりに回りくどいので「電子カルテに記載する」と通称されている．

　人とコンピュータのような機器との境界をインターフェイス（interface）といい，システムの利用者（user）がコンピュータを操作する画面等をユーザーインターフェイス（user interface：UI）という．このUIには文字で操作するCUI（character user interface）（図4-5）と，画像などを併用したGUI（graphical user interface）がある．

図 4-4 「電子カルテ」と「電子カルテシステム」

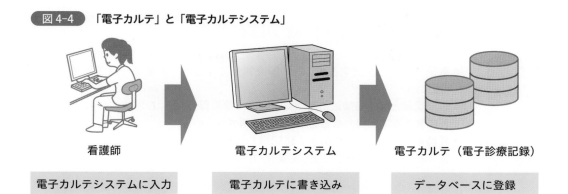

看護師　　　　　　　　　電子カルテシステム　　　　　電子カルテ（電子診療記録）

| 電子カルテシステムに入力 | 電子カルテに書き込み | データベースに登録 |

図 4-5 CUI による操作の例

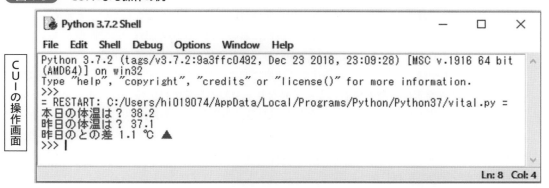

CUIの操作画面

```
Python 3.7.2 (tags/v3.7.2:9a3ffc0492, Dec 23 2018, 23:09:28) [MSC v.1916 64 bit
(AMD64)] on win32
Type "help", "copyright", "credits" or "license()" for more information.
>>>
= RESTART: C:/Users/hi019074/AppData/Local/Programs/Python/Python37/vital.py =
本日の体温は？ 38.2
昨日の体温は？ 37.1
昨日のとの差 1.1 ℃ ▲
>>> |
```

プログラム

```
BodyTemp_Tod = input ('本日の体温は？')
BodyTemp_Yes = input ('昨日の体温は？')
BodyTemp_Var = round ( ( float ( BodyTemp_Tod ) - float ( BodyTemp_Yes ) ), 1 )
if BodyTemp_Var >= 1.0 :
    BodyTemp_Msg = '▲'
elif BodyTemp_Var <= 1.0 :
    BodyTemp_Msg = '▼'
else :
    BodyTemp_Msg = '－'
print ( '昨日のとの差', BodyTemp_Var , '℃', BodyTemp_Msg )
```

本日と昨日とで体温の差を計算して表示するとともに，1℃以上の差があると▲▼ が表示されるプログラム
（Python というプログラム言語を使用して筆者作成）

　しばしば看護師が「使いやすい／使いにくい電子カルテだね」という言い方をすることがある．これは電子カルテシステムにおける UI の品質を表していることが多い．CUI にも利点はあるが，現在のシステムの多くは GUI である．仮に同じようなデータをデータベースに蓄積するにしても製品によって GUI が変わってくるため，使い勝手は大きく異なる．この GUI 設計によって看護師の業務に著しい影響を及ぼし，結果的には安全性や効率性をも左右する．このため，電子カルテシステムにおける GUI は，看護情報学においても重要なテーマのひとつになっている．

4-2-2 電子カルテの法的な位置づけと要件

Essential Point

● 電子カルテを直訳すると「電子診療録」になるが，実態は「電子診療記録」に近い．
● 診療記録とは，医師法に基づく医師の「診療録」，および医療法に基づく「診療に関する諸記録」などを指すものと解されている．
● 看護記録は，「診療に関する諸記録」に含まれる．これらの記録は２年間保管することが，医療法によって義務づけられている．

電子カルテを英語で表現すると，Electronic Medical Records（EMR）となる．したがって直訳すると「電子診療録」となりそうだが，実態としては「電子診療記録」と呼ぶほうが近い．

日本の法令では，診療録とは医師が記載する記録を指している．医師法第24条で「医師は，診療をしたときは，遅滞なく診療に関する事項を診療録に記載しなければならない」と定められているのがその法的根拠である．しかし，現代の医療においては，医師の記録のみで医療が成り立たないことは言うまでもなく，チーム医療にかかわる多様な職種の記録も必要である．

診療録以外の記録については，医療法で「診療に関する諸記録」と定義されている．診療に関する諸記録の構成要素は病院の種別によって異なり，一般の病院では医療法施行規則第20条第10号において「過去２年間の病院日誌，各科診療日誌，処方せん，手術記録，看護記録，検査所見記録，エックス線写真，入院患者及び外来患者の数を明らかにする帳簿並びに入院診療計画書」とされている．地域医療支援病院と特定病院では，これに「紹介状，退院した患者に係る入院期間中の診療経過の要約」が加わる．

この医師の「**診療録**」と，それ以外の「**診療に関する諸記録**」を包含した概念が，「**診療記録**」である．これは2003年の厚生労働省医政局長通知で定められた「診療情報の提供等に関する指針」が制度上の根拠である．この指針では，診療記録とは「診療録，処方せん，手術記録，看護記録，検査所見記録，エックス線写真，紹介状，退院した患者に係る入院期間中の診療経過の要約その他の診療の過程で患者の身体状況，病状，治療等について作成，記録又は保存された書類，画像等の記録」とされており，下線部が診療に関する諸記録に当たる．

つまり，看護記録の位置づけを法的・制度的に整理すると，

○診療録ではない

○診療に関する諸記録の一部である

○よって診療記録の一部である

となる（図4-6）．

これらの診療記録のうち，どこまで電子化すれば電子カルテと呼べるかは法令では定められていない．2003年に日本医療情報学会は電子カルテの定義に関する見解を示し，そこでは「多くの業種についてオーダ通信システムおよびオーダ結果参照システムが稼動し，それぞれの業種についての診療録情報の基本となっていること」「多くの情報種について同時に多個所で，迅速に，充分に古いものも参照できること」としている．

今日の電子カルテシステムでは，医師の診療録や看護師の看護記録など，主要な診療記録はおお

図4-6 診療記録，診療録，診療に関する諸記録の位置づけ

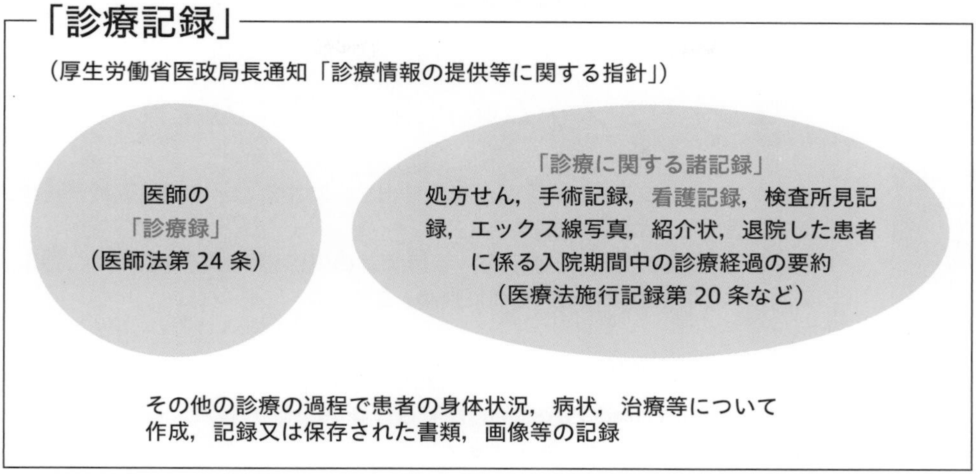

「診療記録」
（厚生労働省医政局長通知「診療情報の提供等に関する指針」）

医師の
「診療録」
（医師法第24条）

「診療に関する諸記録」
処方せん，手術記録，看護記録，検査所見記録，エックス線写真，紹介状，退院した患者に係る入院期間中の診療経過の要約
（医療法施行記録第20条など）

その他の診療の過程で患者の身体状況，病状，治療等について作成，記録又は保存された書類，画像等の記録

むね包含されている．他方，診療記録のすべてを電子化することもまた困難なので，部分的に紙媒体を併用しているのが一般的である．

　このように診療記録は医師法や医療法等の法令に基づいて記載・保管が行われるものなので，その保管方法については適切に行う必要がある．まず，「民間事業者等が行う書面の保存等における情報通信の技術の利用に関する法律」（同法の関連法とあわせて「e-文書法」と通称される）では，一定の基準を満たすことによって，法令上保存が義務付けられた書類を，書面の保存に代えて電磁的記録の保存とすることが認められている．このe-文書法で義務付けられた要件には「見読性」「完全性」「機密性」および「検索性」がある．

　すでに述べたように電子的に保存されたデータは肉眼で見ることができないので，人は画面や帳票を通じてはじめてデータを認識することができる．よってすべての電子文書に対して，人が「見て読める」手段を確保する必要があり，これを「見読性」という．また，こうした電子文書には紙の文書のような目次や索引は存在しない．よって検索を通じて見読したいデータにたどり着ける性能も必要であり，これを「検索性」という．

　また，電子文書は紙の文書と比べて加筆や修正が容易なため，その文書が確定したものか明確にすることが必要である．また，文書に加筆や修正を加えた場合は，その履歴を明確にしておくことも欠かせない．これらが明確でない文書は改竄などの不正を検証することができないし，逆に改竄などが起きていないことも証明できない．そこで電子文書では記載内容が確定していること，また加筆や修正の履歴が残ることが重要であり，これを「完全性」という．

　最後に，電子文書の参照，記載，修正，変更および削除はそれぞれ権限をもつ人にしか許容すべきでないので，権限をもたない人のアクセスを防止する措置を講ずる必要がある．これを「機密性」という．

　e-文書法では一般論としてこれらの要件を定めているが，医療分野においては厚生労働省の「医療情報システムの安全管理に関するガイドライン」において，より具体的に診療記録を電子的に保存するための要件（真正性・見読性・保存性の3基準）が定められている（3-1-4参照）．

4-3 オーダエントリシステム

4-3-1 オーダエントリシステムを利用した業務の流れ

Essential Point
- オーダエントリシステム：医師が指示を出し，看護師などの関係職種がその指示を処理するための情報システム．
- 指示受け：医師が出した指示を，看護師等の関係職種が確認し，その指示の実施に向けて業務プロセスを前に進めること．

　オーダエントリシステムは，英語では Computerized Physician Order Entry system（CPOE）という．日本語では "Computerized Physician" が略されるが，その名のとおり，コンピュータを使って医師が指示を出すための情報システムである．

　単にオーダエントリシステムと呼ばれるものは，医療以外の分野でも用いられている．たとえばレストランで注文を受けた際にホールの給仕が携帯端末に注文を入力し，それを厨房にいる調理員に伝えるようなシステムもそのひとつである．もちろん，レストランと病院では，複雑さが大きく異なる．

　たとえば注射オーダの実施を例にあげると，おおむね6つのステップがある．言うまでもなく医師の指示出し（オーダエントリシステムに指示を入力すること）がなければ，その後の業務プロセスは進行しない．しかし，医師が指示を出す医療行為のうち，医師自らが実施する行為は手術や一部の処理などに限られる．それ以外の行為は，看護師はもちろん，薬剤師，臨床検査技師，管理栄養士など多くの職種によって実施されることになる．また，図4-7に掲げたように，ひとつの医療行為を行うためには多くの職種が専門性を発揮して業務を遂行することが必要なので，これらの

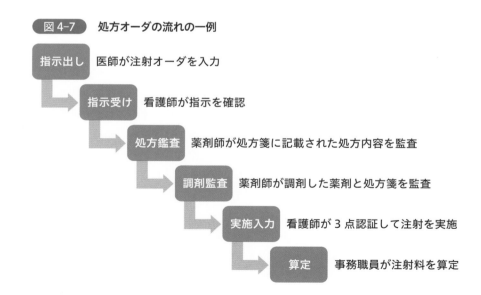

図4-7　処方オーダの流れの一例

指示出し	医師が注射オーダを入力
指示受け	看護師が指示を確認
処方鑑査	薬剤師が処方箋に記載された処方内容を監査
調剤監査	薬剤師が調剤した薬剤と処方箋を監査
実施入力	看護師が3点認証して注射を実施
算定	事務職員が注射料を算定

職種に指示情報（オーダ情報）を伝えるとともに，これらの指示をどこまで実施したか進捗を示す情報（実施情報）を伝えることも必要になる．

さらに，検査のように実施情報だけではその目的を達することができない情報は，最終的には結果情報も発生させる必要がある．たとえば，医師が「白血球値を調べて」という指示情報を発生させ，看護師が「そのために血液検体を採取」という実施情報を発生させ，その検体を分析装置にかけた臨床検査技師が「白血球値」という結果情報を発生させるという流れになる．したがって，オーダエントリシステムは，医師が指示情報を出し，看護師などの関係職種がその指示にかかわる実施情報や結果情報を処理するための情報システムと言える．

この流れのなかで看護師が担う業務に「**指示受け**」がある．指示受けとは，医師が行った指示を看護師などの関係職種が確認し，その指示の実施に向けて業務プロセスを前に進めることである．紙の指示伝票を用いていた時代は，医師が病棟などで指示伝票を記載した後に，その伝票を関係部署（処方・注射であれば薬剤部門，検査であれば臨床検査部門や放射線部門など）に送付する作業が必要で，この送付前に指示の内容に間違いがないか看護師などが確認を行っていた．この指示伝票の送付はオーダエントリシステムでは必要なくなったが，指示の内容に間違いがないか確認する工程は必要なので，現在でも，システムの画面を用いて看護師が「指示受け」操作を行っている．なお，看護師の指示受けを行わない限り次の工程（たとえば薬剤師の処方鑑査）に進めない仕様とするか，指示受けを行わなくても次の工程に進める仕様とするかは，病院によって異なる．

4-3-2 オーダエントリシステムと医療安全管理

1. オーダ発行時のエラーとワーニング

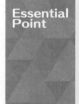
Essential Point

オーダ情報の発行時や実施時にエラーやワーニングの機能を用いることで，安全性を向上できる．
- エラー：特定の条件を満たした場合，そのオーダの発行や実施を拒絶すること．
- アラート（ワーニング）：特定の条件を満たした場合，そのオーダの発行や実施に注意喚起を行うこと．

病院情報システムの導入目的のひとつに安全性の向上があるが（4-1 参照），その代表例がオーダ情報の発行時や実施時における**エラー**や**ワーニング**の機能である．

たとえば，「即効型インスリン（ヒューマリン® R など）15 <u>mL</u>」[*1]というオーダを発行したとする．インスリン製剤は 1 mL が 100 単位なので，この指示は「速効型インスリン 1500 <u>単位</u>」という意味になる．仮にこれを投与すれば，致死的な健康被害をもたらすことは確実である．このような「あり得ない指示」が入力ミスによって発行されようとしたときは，当該オーダの発行を拒絶しなければならない．

[*1] 活字でミリリットルを表現すると「ml」となり，小文字のエル（l）と数字の一（1）が，判別しにくい．読み間違いを減らすため，多くのシステムでは 2 文字目を大文字にして「mL」と表現している．

　次に，「モルヒネ塩酸塩 10 mg 3 錠／日」というオーダを発行したとする．この医薬品の添付文書には「1 日 15 mg を経口投与する．なお，年齢，症状により適宜増減する．」と書いてある．よって，30 mg／日では多いようにもみえるが「適宜増減」もできる薬なので，一律に不適切とも言い切れない．このような場合は，「この医薬品は，麻薬です．オーダを発行してよろしいですか？」「添付文書には，次の記載があります．＜1 日 15 mg を経口投与する．＞よろしいですか？」のような注意喚起をする必要がある．

　このように，個々の医療行為のリスクなどをふまえて特定の条件を設定し，オーダを拒絶するエラーや，注意喚起するアラート（ワーニング）を活用していくことが，医療の安全性に寄与することになる．なお，エラーは，医療安全管理の手法としてはフールプルーフ（人間が誤った操作をしようとしてもできないように工夫を講じること）に当たる．

　これらのエラーやワーニングは，医師が誤った操作をした後に，その操作が誤っている可能性が高いことを医師にフィードバックすることで，次のプロセスに進まないようにする仕組みである．こうした機能は有効だが，誤った操作を未然に防止することも重要である．

　そこで多くのオーダエントリシステムでは，指示出しする医薬品の名称を 3 文字以上入力しないと，その医薬品を選択する画面が表示されない仕様にしている．これは，頭文字だけでも医薬品の選択が可能なシステムで誤入力が起こり，そのオーダが実施されて患者が死亡したという事故が過去に発生したためである（図 4-8）．しかし，その後も副腎皮質ホルモンのサクシゾン®を処方しようと電子カルテで「サクシ」を入力し，画面に表示された筋弛緩剤のサクシン®を誤って処方したことによる死亡事故が発生している．その後，サクシン®はスキサメトニウム注と名称変更されたが，たとえば「★筋弛緩薬★スキサメトニウム注」との表記を行うような工夫も推奨されている．

　よって，病院情報システムは医療の安全性を向上させているが，逆にシステムによって惹起される医療事故が存在することも事実なので，これらの特性を十分に理解したうえで利用することが重要である．

2. オーダ実施時の 3 点認証

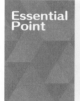

Essential Point

　3 点認証：「対象物」「利用者」「患者」の 3 点を認証し，その組み合わせが正しいか照合するとともに，その対象物の実施情報を記録すること．
　（例：「薬剤のラベル」＋「看護師の名札」＋「患者のリストバンド」）
　認証の結果，「患者違い」「実施日違い」「中止・変更による無効オーダ」などのエラーについては，実施する看護師にフィードバックすることが可能になる．

　病院情報システムの導入が推進された 2001 年頃は，医療安全に関する社会の関心が急激に高まっていた時期である．その背景には患者取り違えによる医療事故の報道があったため，病院情報システムでも取り違え事故を防止する機能の期待が高まっていった．

　そこで普及したのが，バーコードを用いて「**3 点認証**」を行うシステムである（図 4-9）．注射薬を例にあげると，まずは看護師が自らの名札に印字されたバーコードを読み取り，次に患者のリストバントに印字されたバーコードを読み取る．そして注射ボトルに貼付されたラベルのバーコー

図 4-8 **医薬品の選択画面**

No.	ｺｰﾄﾞ	名称	読み	点数・金額	単位	補足
□ 1	11764	ｱﾚｷﾞｻｰﾙ錠5mg	ｱﾚｷﾞｻｰﾙｼﾞｮｳ5MG	47.00	錠	
□ 2	11765	ｱﾚｷﾞｻｰﾙ錠10mg	ｱﾚｷﾞｻｰﾙｼﾞｮｳ10MG	79.90	錠	
□ 3	11767	ｱﾚｷﾞｻｰﾙﾄﾞﾗｲｼﾛｯﾌﾟ0.5%	ｱﾚｷﾞｻｰﾙﾄﾞﾗｲｼﾛｯﾌﾟ0.5%	71.90	g	
□ 4	11768	ｱﾚｸﾞﾗOD錠60mg	ｱﾚｸﾞﾗODｼﾞｮｳ60MG	64.90	錠	
□ 5	11769	ｱﾚｸﾞﾗ錠30mg	ｱﾚｸﾞﾗｼﾞｮｳ30MG	51.10	錠	
□ 6	11770	ｱﾚｸﾞﾗ錠60mg	ｱﾚｸﾞﾗｼﾞｮｳ60MG	64.90	錠	
□ 7	11771	ｱﾚｸﾞﾗﾄﾞﾗｲｼﾛｯﾌﾟ5%	ｱﾚｸﾞﾗﾄﾞﾗｲｼﾛｯﾌﾟ5%	122.10	g	
□ 8	11772	ｱﾚｼﾞｵﾝ錠10 10mg	ｱﾚｼﾞｵﾝｼﾞｮｳ10	91.00	錠	
□ 9	11773	ｱﾚｼﾞｵﾝ錠20 20mg	ｱﾚｼﾞｵﾝｼﾞｮｳ20	120.30	錠	
□ 10	11775	ｱﾚｼﾞｵﾝﾄﾞﾗｲｼﾛｯﾌﾟ1%	ｱﾚｼﾞｵﾝﾄﾞﾗｲｼﾛｯﾌﾟ1%	80.60	g	
□ 11	11776	ｱﾚｽﾃﾝ錠150mg	ｱﾚｽﾃﾝｼﾞｮｳ150MG	18.00	錠	
□ 12	11777	ｱﾚｾﾝｻｶﾌﾟｾﾙ150mg	ｱﾚｾﾝｻｶﾌﾟｾﾙ150MG	6614.60	カプセル	
□ 13	11778	ｱﾚｾﾝｻｶﾌﾟｾﾙ20mg	ｱﾚｾﾝｻｶﾌﾟｾﾙ20MG	901.70	カプセル	
□ 14	11779	ｱﾚｾﾝｻｶﾌﾟｾﾙ40mg	ｱﾚｾﾝｻｶﾌﾟｾﾙ40MG	1763.90	カプセル	
□ 15	11783	ｱﾚﾋﾞｱﾁﾝ散10%	ｱﾚﾋﾞｱﾁﾝｻﾝ10%	11.90	g	
□ 16	11784	ｱﾚﾋﾞｱﾁﾝ錠25mg	ｱﾚﾋﾞｱﾁﾝｼﾞｮｳ25MG	11.90	錠	
□ 17	11785	ｱﾚﾋﾞｱﾁﾝ錠100mg	ｱﾚﾋﾞｱﾁﾝｼﾞｮｳ100MG	12.70	錠	
□ 18	11788	ｱﾚﾘｯｸｽ3mg錠	ｱﾚﾘｯｸｽ3MGｼﾞｮｳ	12.20	錠	
□ 19	11789	ｱﾚﾘｯｸｽ6mg錠	ｱﾚﾘｯｸｽ6MGｼﾞｮｳ	20.70	錠	
□ 20	11791	ｱﾚﾙｷﾞﾝ散1%	ｱﾚﾙｷﾞﾝｻﾝ1%	7.80	g	
□ 21	11795	◇ｱﾚﾙﾅｰﾄ細粒10%	ｱﾚﾙﾅｰﾄｻｲﾘｭｳ10%	28.80	g	
□ 22	11796	ｱﾚﾛｯｸOD錠2.5 2.5mg	ｱﾚﾛｯｸODｼﾞｮｳ2.5	40.40	錠	
□ 23	11797	ｱﾚﾛｯｸOD錠5 5mg	ｱﾚﾛｯｸODｼﾞｮｳ5	51.50	錠	
□ 24	11798	ｱﾚﾛｯｸ顆粒0.5%	ｱﾚﾛｯｸｶﾘｭｳ0.5%	68.70	g	
□ 25	11799	ｱﾚﾛｯｸ錠2.5 2.5mg	ｱﾚﾛｯｸｼﾞｮｳ2.5	40.40	錠	

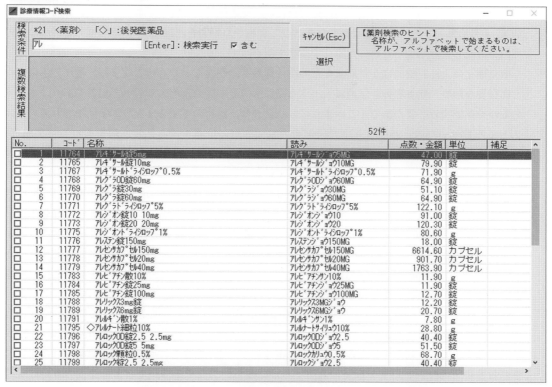

「アレ」で検索すると，50 種類を超えるアレルギー治療薬が表示されるため誤選択のリスクも高い

※ 2 文字検索の結果が見られるよう，臨床用ではない教育用のシステム画面を使用している．（写真提供：ケアアンドコミュニケーション株式会社）

図 4-9 **「3 点認証」の流れ**

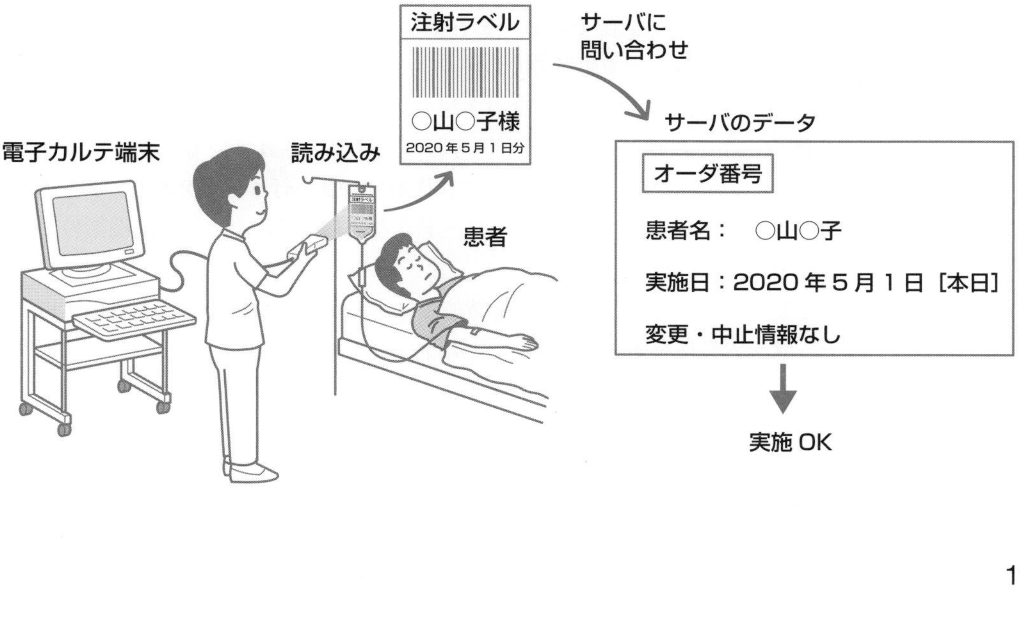

ドを読み取った時点で，そのバーコードリーダを接続したコンピュータ（あるいはバーコードリーダを搭載した携帯端末）からサーバに通信を行い，その注射を実施してよいか問い合わせる．その結果，「実施可」であれば実施ボタンを押下して実施した事実を記録し，「実施不可」であればその理由を確認して対処するといった流れで業務を行う．

取り違えは，注射薬のほか，血液などの検体採取や，輸血などでも起こりうる．また，手術室など高侵襲な治療・検査を行う区画に入出する際にも，その区画に出入りすべき患者であり，本人であるかを確認する必要がある．このように3点認証は，医療のさまざまな分野で活用されている．

ところでサーバは，バーコードリーダを介して3点の情報を読み込み，何をもって「実施可」「実施不可」の判断をしているのだろうか．そこで重要になるのは，注射ボトルに貼付したラベルのバーコードに，どのような情報が格納されているかである．実はこのラベルに印字されているのは，オーダ番号だけであり，それ以上の情報はサーバに問い合わせることで判明する．この問い合わせを行うことで，「①このオーダ番号は，このリストバンドを装着している患者を投与対象者とするものか（患者取り違え防止）」「②このオーダ番号は，現在時刻を投与可能日時とするものか（投与日時の間違いや重複投与の防止）」「③このオーダ番号は，現在時刻において有効なものか（変更や中止の伝達漏れによる誤投与の防止）」「④このオーダ番号は，この名札を装着している職員が実施可能な行為か」などの確認を行うことが可能になる．

注射に関するヒヤリ・ハット事例は，①の患者取り違えよりも，②の投与日時間違いや③の変更・中止伝達漏れによる誤投与の方がはるかに多く，3点認証を通じて「実施不可」のエラーが表示されることで，これらの行為の未然防止に寄与している．しかし，エラー条件は病院ごとに設定されるものであり，どこまで厳格に適用するかは難しい判断である．たとえば深夜の0時に交換すべき点滴ボトルがあるとき，残量が少なくなったので前日の23時50分頃に交換したいとする．しかし，エラー条件によっては，「実施日が一致しません」との理由で実施不可と判断することもありうる．あまりに厳格なエラーが表示されると，そのエラー自体が現実的でないことから，看護師はエラーに従わずに点滴を実施することが多くなる．同じオーダエントリシステムのエラー機能でも，医師の場合はエラーが表示されれば処方自体が不可能なので，その医薬品が投与される可能性はほとんどない．これに対し，看護師の3点認証では「実施不可」との表示が出ていても，その表示に従わずに，あるいは3点認証そのものを省略して医薬品を投与することも物理的には可能である．さらに，輸血の3点認証で患者のリストバンドから患者IDを読み取るべきところ，輸血伝票から読み取って患者誤認し，異型輸血を引き起こした事例も存在する．こうしたエラーの無視や認証の省略・潜脱によるヒヤリ・ハット事例もしばしば報告されている．そこで，近年ではRFID（Radio Frequency Identification）を用いて非接触で認証を行うシステムや，より省スペースで多量の情報を書き込める二次元コード（QRコード®など）の活用など，認証技術の改善も進められている．

3点認証は患者と看護師を守ってくれる便利な機能ではあるが，その機能を最大限に活用するためには，こうしたシステム特性をふまえておくことが欠かせない．

第**5**章　看護用語の標準化

5-1　看護用語の標準化と専門用語集

この項目で学ぶこと

- 標準化された看護用語がなぜ必要なのか.
- 専門用語集にはどのような役割があるのか.

5-1-1　看護用語の標準化

Essential Point

- 用語を標準化する目的は大きく分けて, 言語的コミュニケーションの改善と, 分析可能なデータの創出である.
- 集団内で円滑に意思疎通を図ったり, エビデンスを創出したりするためには, 看護に関する行為や事象に関する用語を標準化しておく必要がある.

　看護職は交代制で勤務することがもっぱらである. 人間は言葉によってのみ誤解なく正しく伝達することが可能な生き物であるため, 交代制で勤務するからには, ある看護職から別の看護職に, 担当していた患者の情報を言葉で正確に伝達する必要がある. たとえば, 計測したバイタルサインを次の担当看護職に申し送るときに, 摂氏 37.5 度の体温を, 米国等で使用されている温度の単位である華氏（ファーレンハイト：℉）を使用して「体温は華氏 99.5 度でした」（華氏（℉）＝摂氏（℃）× 1.8 ＋ 32）, と伝達してしまうと, 間違ってはいないもののすぐに正確には伝わらないし, むしろ聞き間違いや誤解を招く危険性すらある. 看護職の申し送りにおいて, 「体温は 37.5 度でした」というように, 摂氏か華氏かを明示しなくても伝達可能なのは, 日本国内において人間の体温を表現する際の温度の単位として, 華氏ではなく摂氏を使うことが一般的だという常識あるいは暗黙の了解があり, また日本国内で一般的に流通している体温計は, 摂氏による表示の製品にほぼ統一されているという事情による.

　状態変化の激しい患者に対する看護を提供する病棟においては, とくに患者の状態を正しく表現でき, 正しく理解できなければならない. 経過表（温度板, 温度表）や診療記録に記載していれば必ずしも口頭で申し送る必要はないが, 記録記載は後回しにしがち, という臨床現場でのよくある事情をふまえると, 口頭によっても文書によっても, 物事や現象を言葉で正しく表現して正しく理解する, という能力を身に付ける必要がある. 複数の人間の間で, 物事, とくに患者の状態を正しく表現して正しく理解するには, 物事を示す言葉について共通理解が図られている必要がある. こ

の第一歩が，日本国内の医療現場で日本人スタッフ同士では日本語でコミュニケーションを図る，というところだが，さらにこのうえに，お互いに意味の通じる語彙を用いて，という条件も必要となる．お互いに意味の通じる，というのは，ある言葉について共通理解が得られている，すなわち**標準化**されているということである．

標準化は辞書的な意味では，「基準を決めて当てはめること」という意味で一般社会で用いられるし，統計学分野での標準化は，「平均は0に，分散・標準偏差が1にするような計算を行うこと」であるし，さまざまな標準化がある．この章では「看護用語の標準化」を，「ある集団内で，看護に関する行為や事象を表現するための文字列を決定すること」，と操作的に定義して進める．なおここでの「集団」は，ひとつの入院病棟かもしれないし，ひとつの医療機関や訪問看護ステーションかもしれないし，国内全体かもしれないし，世界全体かもしれない．また，標準化によって何か1種類に統一しなければならないことはなく，複数種類を併用したり，さまざまな決定がありうる．「看護用語の標準化」の範囲には，人間が音声や文字として表現する言葉だけではなく，現代社会に欠かせないコンピュータシステムでの内部コードも含まれる．

これらの言葉は，一度決めたら永久不変というわけではない．言葉はあたかも生き物であるかのように時代の移り変わりや社会の変化に応じて変容する．技術の進歩や医学・医療の発展，あるいは医療制度の改定によって新たな概念が登場すると，その概念に対する名前が生まれる．諸外国から，日本語ではない名前とともに新たな技術が輸入されることもある．新たな技術や概念の新規登場あるいは変化を，どのように看護に取り込み，看護における言葉，すなわち看護用語としてどのように定義していくか，という課題はつねに存在する．この看護用語の定義を決定する場合に，看護職一人ひとりが，あるいは看護のことに詳しくない者が自由勝手に定義を決定してしまっては，患者の状態を正しく表現することも，患者の情報を言葉で正確に伝達することすらままならないため，看護に詳しい専門家による「看護用語の標準化」が必要となり，また適切な組織的管理も必要となる．

用語を標準化する目的は大きく分けて2つある．1つめは，ここまでに論じたような，人間と人間の間の言語的**コミュニケーションの改善**である．2つめは，臨床現場の業務改善，医療機関・自治体・国の施策，あるいは研究のための，**分析可能なデータの創出**である．用語を標準化することで，分析可能なデータの創出が可能になると言われてもピンとこない読者もおられるかもしれないが，電子カルテシステムや医事会計システム，訪問看護記録システムの普及により，コンピュータで電子的に診療記録を作成したり，診療報酬を算定したりすることが当たり前となった．診療報酬算定項目や医薬品や医療材料など，コンピュータに入力する際の選択項目セットを一般的に**マスター**と呼ぶ．このマスターは多くの場面において，標準化された専門用語集を元にして作成されている（詳しくは5-2参照）．標準化された専門用語集を元にしたマスターで入力することで，情報システム内部で処理する際に使用するコードが揃うことにより，病名ごとの集計や診療報酬の算定件数の集計ができるようになる．ICNP（International Classification for Nursing Practice：看護実践国際分類）という専門用語集の開発に関する初代委員長であるNorma Langの提言に，"If we cannot name it, we cannot control it, finance it, teach it, research it, or put it into public policy."[1]，すなわち，「名付けることができなければ，コントロールできず，財源を確保できず，教育できず，研究できず，公共政策に反映できない」というものがある．この主張は30年以上前の

ものであるが，現代においてますます高まっている．分析可能なデータを創出するための，標準化された専門用語集の必要性を指している．

5-1-2 専門用語集の役割

- 専門用語集は言葉の意味に応じて分類され，階層構造をもつことが重要である．
- 専門用語集には，言葉同士を識別したり，上位・下位関係を示したりする役割がある．
- 別々の目的をもった複数の専門用語集の言葉同士を対応づけることをマッピングという．

専門用語集は，ある分野に特化した専門用語をまとめた文書である．医療分野における専門用語集は用途や目的によっていくつも存在し，さまざまな団体が管理している（詳しくは5-2参照）．専門用語集は，単なる単語や言葉を羅列したものではなく，どの言葉とどの言葉が同じで，どの言葉とどの言葉が違うのか（**識別**），どの言葉とどの言葉が上位・下位関係（親子関係）にあるのか（**階層化**），という情報が，整理されてまとめられている．上位・下位関係について，下位に当たる言葉の指す概念は，上位となる言葉の指す概念の性質を受け継ぎ，さらに個別の特徴が追加されている．分野が違ったり，同じ分野でも用途の異なる複数の専門用語集同士で，また，言語の異なる専門用語集同士で，どの言葉とどの言葉が同じなのかという対応づけ（**マッピング**）も重要である．言葉同士の上位・下位関係やマッピングの一例を図5-1に示す．

以下，専門用語集がもつ役割のうち，識別・階層化・マッピングについて詳細を記述する．

図5-1 言葉同士の上位・下位（親子）とマッピングの一例

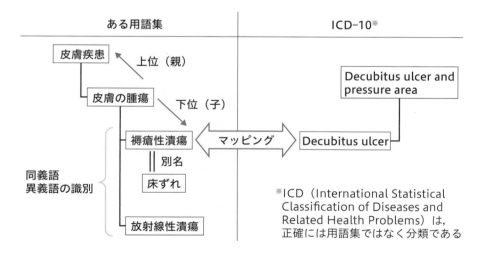

ある用語集　　　　　　　　　ICD-10※

皮膚疾患　　上位（親）
皮膚の腫瘍　　下位（子）
褥瘡性潰瘍　　マッピング　　Decubitus ulcer
別名
床ずれ
放射線性潰瘍
同義語
異義語の識別

Decubitus ulcer and pressure area

※ICD（International Statistical Classification of Diseases and Related Health Problems）は，正確には用語集ではなく分類である

1. 識別

　専門用語集における「識別」とは，ある言葉とある言葉が別の概念に対応していること，あるいは同じ別の概念に対応していることを示すことである．専門用語集の目的のひとつであるコミュニケーションの改善には，「識別」の役割が十分機能する必要がある．

　ごく一般的な「癌」という病名を例にとって説明する．「癌」「がん」「悪性腫瘍」はすべて同じ概念を指し示す言葉である（学術的にはまったく同じというわけではないが，わかりやすさのため例とする）．「癌」と「がん」のような表記の違いを，表記揺れとも呼ぶ．かつて江戸時代には「乳癌」を「乳巖」と表記していたこともあることから，過去においてこの用法は正しかったものと思うが，現代において「巖」の字を「悪性腫瘍」の意味で使用すると，誤字・誤用と思われてしまうだろう．発音はそのままで表記が変化するという，言葉の使われ方が時代によって変わることの一例である．

　次に，「良性腫瘍」と「悪性腫瘍」を比べてみる．どちらも細胞が異常に増殖してかたまりとなったものだが，その性質は大きく違う．「良性腫瘍」は比較的緩やかに膨らむように成長し，他の身体部位への影響はほとんどない一方，「悪性腫瘍」は比較的急速に周囲に浸潤するように成長し，他の身体部位への影響も発生する．「良性腫瘍」と「悪性腫瘍」は，同じ「腫瘍」という文言が含まれていると言っても，別の概念を指していることがわかる．

2. 階層化

　専門用語集における「階層化」とは，ある言葉とある言葉が上位・下位関係（親子関係）や並列の関係にあることを示すことである．専門用語集の目的のひとつである分析可能なデータ創出には，専門用語集の「階層化」が適切に行われている必要がある．

　図 5-1 に示した皮膚の潰瘍を例にとって，単純化した包含関係を図 5-2 に示す．概念同士の上位・下位関係が明確になっていると，集計の面で非常に有益なことがある．たとえばある訪問看護ステーションで，疾患別に利用者の集計をしようとした場合，最も細かく集計したい場合は褥瘡性潰瘍についてケアを提供している利用者の数を数えればよいし，褥瘡性潰瘍やその他の皮膚がん等も含めた皮膚疾患についてケアを提供している利用者の数としても数えることができる．すなわ

図 5-2　病名の上位・下位関係（親子関係）の包含関係

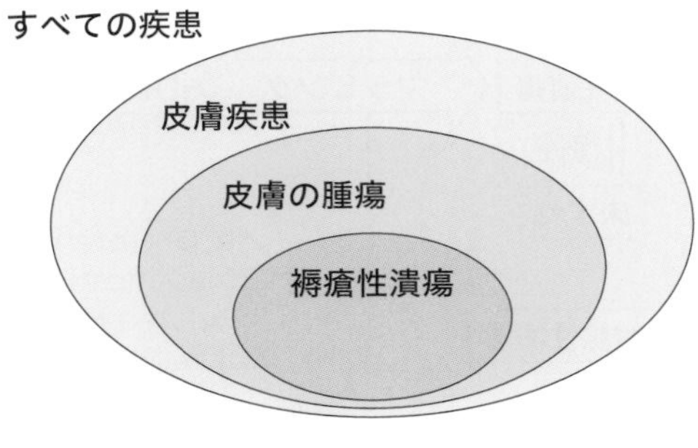

すべての疾患
皮膚疾患
皮膚の腫瘍
褥瘡性潰瘍

ち，上位・下位関係にある疾患のうち，最も下位にある疾患についての集計ができるように記録したデータがあると，細かくも数えることができるし，粗く数えることもできる．ただし逆の，粗く記録したデータがあったとして，後から細かく数えることはほとんどの場合不可能である．すなわち，上位の階層である「皮膚の潰瘍」という文言でのみ記録してあるような場合，その下位である「褥瘡性潰瘍」に関する集計を行う事はできない．このような細かさや荒さを，**粒度**（りゅうど）と言う．病名に限らず，後から詳細な集計やデータの 2 次利用ができるようにと，なんでもかんでも細かく記録することは必要な手間との費用対効果の観点から必ずしもよいとは限らず，ケースバイケースで決定していく必要がある．

　単なる上下関係の階層化ではなく，概念が属するクラス（ある概念のまとまりについての同様の性質を抽象化した上位の概念）（疾患名，医薬品など），概念が保有する属性（性別，職業など）や特徴，概念同士の関係性（例：肺炎球菌は細菌性肺炎の原因菌である）といった知識を，コンピュータが処理可能な形式に記述した，**オントロジー**という用語・語彙の表現方法もある．日本国内で研究開発されたオントロジーの一例として，臨床医学オントロジー CONAND [2] があげられる．

3. マッピング

　専門用語集同士の「マッピング」とは，複数の専門用語集の中の用語同士の対応づけを行うことである．マッピングが適切に行われていることで，臨床現場をはじめさまざまな集団におけるコミュニケーションの改善に寄与し，分析可能なデータの創出が可能なデータセットの蓄積が可能となる．以下，いくつか例をあげる．

　専門用語集の翻訳は広い意味でのマッピングに該当する．たとえば NANDA インターナショナルで承認された看護診断に関する専門用語集である NANDA-I 看護診断の，本家英語版を日本語に翻訳するときに，専門用語集のなかの言葉について，言語同士・言葉同士での対応づけが行われるが，英語から日本語へ単純に機械的に翻訳されているわけではない．たとえば，領域 9 の名称，「coping/stress tolerance」は日本語では「コーピング／ストレス耐性」とされているが，「コーピング」という心理学分野の外来語を用いない表現である「ストレスに対処するための行動／ストレス耐性」のようなかみ砕いた訳をあてていないのは，日本語版の制作者らの何かしらの意図を感じる．また，NANDA-I 看護診断のなかには，おもな開発国である米国あるいは英語圏における，文化的背景や宗教観などが反映されているような箇所もある．

　疾病に関する国際統計分類である ICD-10（詳しくは 5-2 参照）に収載されている，S14.1 というコードは，「頚髄のその他及び詳細不明の損傷」を示すコードである．他方，臨床現場では治療・看護・リハビリテーション等のために，「頚髄のその他及び詳細不明の損傷」よりも細かい粒度で記録する必要があるため，電子カルテシステムには，病名を選択肢的に入力できるように「ICD10 対応標準病名マスター」が組み込まれている．このマスターはその名称の通り ICD-10 だけではなく，診療報酬のコンピュータ処理のためのレセプト電算コードとの対応づけもなされており，「ICD10 対応標準病名マスター」上には頚髄損傷，上位頚髄損傷，下位頚髄損傷などの 7 種類の病名が登録されている [3]．頚髄損傷を一例に，病名基本テーブルの内容を**表 5-1** に示す（文献 [4] より抜粋再構成）．

表 5-1 ICD10 対応標準病名マスター・病名基本テーブル内の頚髄損傷に関する対応づけ

病名管理番号	病名表記	ICD-10 コード	レセプト電算コード
20059531	頚髄損傷	S141	8832925

* ICD10 対応標準病名マスター上の「ICD-10 コード」はドット無しでの登録である

図 5-3 看護実践用語標準マスターと BOM との対応づけ

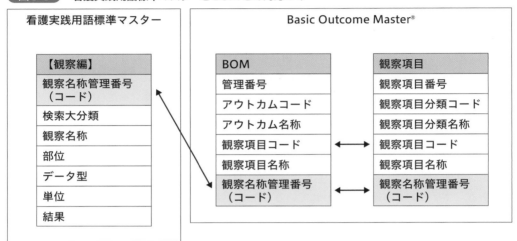

日本クリニカルパス学会による，患者状態アウトカム用語集である「Basic Outcome Master®」（BOM）[5] は，電子カルテシステム上でクリニカルパスを運用する際に用いることが想定された用語集（マスター）であるが，このなかには診療上で必要となる観察項目の名称が組み込まれている．この「観察項目名称」は，医療情報システム開発センターが開発・維持・管理する「看護実践用語標準マスター」【観察編】の項目との対応づけもなされている．図 5-3 に，文献[6] より抜粋再構成した看護実践用語標準マスターと BOM との対応関係を示す．看護実践用語標準マスターの観察名称管理番号（コード）（図中の網掛け部分）が，BOM に含まれる複数の項目表のなかで対応づけされていることがわかる．看護実践用語標準マスターと BOM の両方を電子カルテシステム上のクリニカルパスのなかで用いることにより，医師から看護師への指示出しのみならず，医療チーム内でのさまざまなコミュニケーションの改善や，診療報酬データとの組み合わせによる分析のためのより質の高いデータセット作成が可能となる．

引用文献

1) Clark J, Lang N：Nursing's next advance: an internal classification for nursing practice. International Nursing Review, 39：109-111, 128, 1992.
2) 東京大学大学院医学系研究科医療情報学分野：臨床医学オントロジー CONAND (Clinical Ontology in Anatomical Structure and Disease). http://onto.bmi.m.u-tokyo.ac.jp (2023.8.19 参照)

3) 標準病名マスター作業班：ICD10 対応電子カルテ用標準病名マスター ICD10 コード：S14.1 頸髄のその他及び詳細不明の損傷.
http://www.byomei.org/Scripts/Search/ICD10_search.asp?searchstring=S14.1 (2023.8.19 参照)
4) 医療情報システム開発センター：ICD10 対応標準病名マスター 内容例.
https://www2.medis.or.jp/stdcd/byomei/sample.pdf (2023.8.19 参照)
5) 日本クリニカルパス学会：Basic Outcome Master ® (BOM).
https://jscp.gr.jp/bom.html (2023.8.19 参照)
6) 日本クリニカルパス学会医療情報委員会：患者状態アウトカム用語集 Basic Outcome Master ® (ベーシックアウトカムマスター ®) Version 2022 概要.
https://www.jscp.gr.jp/img/publ/bom/bom2022_gaiyou_20221019.pdf (2023.8.19 参照)

医療・看護用語の標準化の取り組み

あらためて「用語の標準化」についてイメージをつくっておこう（図 5-4）.

図形で，○（まる）と□（しかく）だけが認知された世界を想像してみる．その世界における使い分けは容易で，○と□が並んでいて両者を識別出来る人が多数である．さてその世界での最新研究により，○には正円と楕円が，□には正方形と長方形があると判明し，呼び名が細分化されてきた．さらに，新たな図形として△が存在することが判明し，さんかくと呼ぶこととなった.

このように，概念化，新発明，新発見によって，人間が使う言葉が増える．たとえば上記仮想世界では，四隅が丸く切り取られた四角形は，まるの仲間だと認識する人がいれば，しかくの仲間だと認識する人もいるかもしれない．言葉は人間が使うものなので，使い分け方も人間同士の議論で決める必要があり，**合意形成**する必要がある.

さて現実世界に目を向ける．医療の世界は，患者の状態を正しく表現することにより，治療やケアを進める．患者の状態を表す言葉の代表として，病名（疾患名，症状名，診断名）が使われる．このとき，病名の表現が多くの人間によって合意形成されているものでないと，患者に発生してい

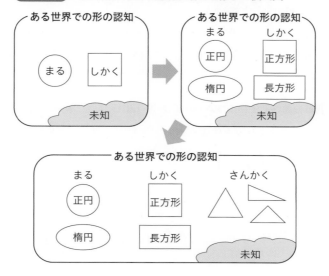

図 5-4 　新発見に応じて言葉が増える様子の模式図

る事象を概念として共有することができない．したがって医療における言葉の使い方や定義については，専門家間で，場合によっては患者となりうる一般の人間も含めて合意形成をするための議論や周知の取り組みを不断に続ける必要があり，医療・看護においては用語の標準化の取り組みが長く続けられている．

5-2-1 国際的な医療用語標準化の取り組み

Essential Point

● 病名の表現方法として世界的に普及している ICD（International Statistical Classification of Diseases and Related Health Problems）の最新版は，2022 年に発効された ICD-11 で，日本語化作業が進められている．

● SNOMED CT（Systematized Nomenclature of Medicine Clinical Terms）は世界最大の医療健康用語集で，多くの用語集との対応関係づけが行われている．

● 米国看護師協会はインターフェース用語集・ミニマムデータセット・参照用語集として 12 の用語集を認定している．

1. ICD

医療における表現で最も古くから標準化が進められているのが，**ICD（疾病及び関連保健問題の国際統計分類：International Statistical Classification of Diseases and Related Health Problems）**[1] である．異なる国や地域から，異なる時点で集計された死亡や疾病のデータを収集し，体系的な記録・分析・解釈及び比較を行うために，世界保健機関（WHO：World Health Organization）が作成した，階層構造を有する分類である[2]．ICD のコードはアルファベットと数字で構成され，各国で呼び名が異なっている場合でも同じコードで表されるので，国際比較が可能である[3]．**ICD-10**（2013 年版）準拠コードの構成例として，胃底部悪性新生物（4 桁分類）を例に挙げると図 5-5 のようになる[3]．

ICD は 1900 年に国際会議ではじめて採択され，最新版の **ICD-11** は 2019 年の第 72 回世界保健総会で採択，2022 年 1 月 1 日に発効された．ICD 検討に関する日本国内の体制として，厚生労働

図5-5 胃底部悪性新生物についての ICD-10（2013 年版）準拠コードの構成

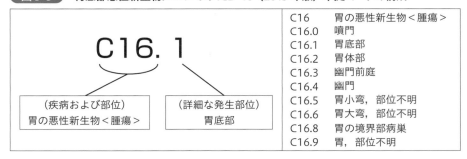

C16	胃の悪性新生物＜腫瘍＞
C16.0	噴門
C16.1	胃底部
C16.2	胃体部
C16.3	幽門前庭
C16.4	幽門
C16.5	胃小弯，部位不明
C16.6	胃大弯，部位不明
C16.8	胃の境界部病巣
C16.9	胃，部位不明

表 5-2　ICD-10 と ICD-11 の構成比較

ICD-10	ICD-11
第 1 章 感染症及び寄生虫症	第 1 章 感染症又は寄生虫症
第 2 章 新生物	第 2 章 新生物
第 3 章 血液及び造血器の疾患並びに免疫機構の障害	第 3 章 血液又は造血器の疾患
	第 4 章 免疫系の疾患
第 4 章 内分泌，栄養及び代謝疾患	第 5 章 内分泌，栄養又は代謝疾患
第 5 章 精神及び行動の障害	第 6 章 精神，行動又は神経発達の障害
	第 7 章 睡眠・覚醒障害
第 6 章 神経系の疾患	第 8 章 神経系の疾患
第 7 章 眼及び付属器の疾患	第 9 章 視覚系の疾患
第 8 章 耳及び乳様突起の疾患	第 10 章 耳又は乳様突起の疾患
第 9 章 循環器系の疾患	第 11 章 循環器系の疾患
第 10 章 呼吸器系の疾患	第 12 章 呼吸器系の疾患
第 11 章 消化器系の疾患	第 13 章 消化器系の疾患
第 12 章 皮膚及び皮下組織の疾患	第 14 章 皮膚の疾患
第 13 章 筋骨格系及び結合組織の疾患	第 15 章 筋骨格系又は結合組織の疾患
第 14 章 腎尿路生殖系の疾患	第 16 章 腎尿路生殖器系の疾患
	第 17 章 性保健健康関連の病態
第 15 章 妊娠，分娩及び産褥	第 18 章 妊娠，分娩又は産褥
第 16 章 周産期に発生した病態	第 19 章 周産期に発生した病態
第 17 章 先天奇形，変形及び染色体異常	第 20 章 発達異常
第 18 章 症状，徴候及び異常臨床所見・異常検査所見で他に分類されないもの	第 21 章 症状，徴候又は臨床所見，他に分類されないもの
第 19 章 損傷，中毒及びその他の外因の影響	第 22 章 損傷，中毒又はその他の外因の影響
第 20 章 傷病及び死亡の外因	第 23 章 傷病又は死亡の外因
第 21 章 健康状態に影響を及ぼす要因及び保健サービスの利用	第 24 章 健康状態に影響を及ぼす要因又は保健サービスの利用
第 22 章 特殊目的用コード	第 25 章 特殊目的用コード
	第 26 章 補助チャプター 伝統医学の病態・モジュール I
	第 V 章 生活機能評価に関する補助セクション
	第 X 章 エクステンションコード

第 20 回社会保障審議会統計分科会．参考資料 2 ICD-11 V 章の概要．2020.
https://www.mhlw.go.jp/content/10701000/000618132.pdf（2022.8.13 参照）より再構成

　省が有識者による審議会を設置し，ICD の国内適用や専門分野の議論を行っている．日本国内では 2011 年に **WHO 国際統計分類協力センター**[2] が組織され，現在は厚生労働省政策統括官付参事官付国際分類情報管理室が WHO による指定を受けている。また，同国際分類情報管理室，国立保健医療科学院，国立障害者リハビリテーションセンター，国立がん研究センター，国立国際医療研究センター，国立成育医療研究センター，日本病院会日本診療情報管理学会，日本東洋医学サミット会議が WHO 国際統計分類協力センター協力ネットワークを構成し活動している[4]．

　ICD-11 は ICD-10 と比較して，分類項目（コード）数は約 14,000 から約 18,000 に増えている．ICD-11 の中身自体については本稿では割愛するが，**表 5-2** に，ICD-10 と ICD-11 の構成の比較

表を掲載する[5]．なお ICD-11 の国内適用に向け，多くの専門家達による日本語化作業が今まさに行われており，仮訳であることに注意されたい．より詳しく知りたい人は文献[2]を参照のこと．

2. SNOMED CT

SNOMED CT（Systematized Nomenclature of Medicine Clinical Terms）は世界最大の医療健康用語集である[6]．SNOMED CT に関する知的財産権は SNOMED International という非営利団体が管理しており，SNOMED CT の特徴は，以下のとおりである．

・世界で最も包括的で多言語の医療健康用語集で，100 万個を超える医療用語を収載．
・世界中の医療専門家の多様なニーズと期待に応えるために共同で開発されてきた．
・臨床健康情報の電子的な交換を支援する目的がある．
・ICD-9 や ICD-10 などのほかのコーディングシステムにマッピングされている．
・2021 年 9 月に ICNP が統合された．
・50 カ国以上で受け入れられている．
・広範囲にわたる科学的に検証された臨床コンテンツを備えている．

SNOMED CT 開発の歴史は以下のように長い[7]．

1965 年 米国病理学会により，病理学の体系化された命名法（Systematized Nomenclature of Pathology：SNOP）としてスタート．

1975 年 SNOP を拡張して SNOMED ができる．

2002 年 SNOMED Reference Terminology（電子カルテのための参照用語集）と，英国の Clinical Terms Version 3（CTV3）が統合し，SNOMED CT がリリース．

2003 年 米国国立医学図書館は，米国の利用者が SNOMED CT を無料で利用できるようにする契約を CAP と締結（UMLS メタシソーラス）．すなわち米国の標準規格となった．

2007 年 新しく設立された IHTSDO が SNOMED の全バージョンの知的財産権を取得．

2013 年 米国では，国策である Meaningful Use において SNOMED 使用を指定．

2016 年 IHTSDO は SNOMED International として再編された．

SNOMED International はその運営費を世界銀行が公表する国民総所得（gross national income：GNI）に応じて負担することとされる．2023 年においては SNOMED International 参加費は $1,053,158（およそ 1.5 億円）とされる[8]．2023 年 8 月現在，47 の国と地域がメンバーとして参画しており，英語以外にもフランス語，デンマーク語，オランダ語，スペイン語，スウェーデン語など多数の言語に翻訳されている．日本は SNOMED International に参画しておらず，そのため公式の日本語訳は存在しない．

SNOMED CT の語彙は Concept（概念），Description（記述子；同義語を含む表記方法），Relationship（関係；概念同士の関係性を表す）の 3 つの要素から成り立つ．図 5-6[9] に例を示す．「蜂窩織炎」という病態を意味する概念の概念 ID は，385627004 で，記述子として「蜂巣炎」「蜂窩織炎」がある．「蜂窩織炎」の下位の関係にある概念には，「手の蜂窩織炎」や「足の蜂窩織炎」がある．また「足の蜂窩織炎」は，「足の障害」という概念の下位の関係にある概念でもある．

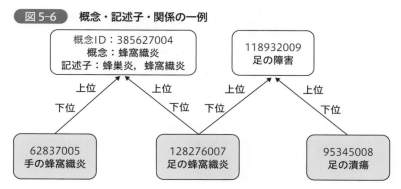

図 5-6 　概念・記述子・関係の一例

International Health Terminology Standards Development Organisation. SNOMED CT Starter Guide. https://confluence.ihtsdotools.org/download/attachments/28742871/doc_StarterGuide_Current-en-US_INT_20220616.pdf を基に日本語に合わせて記述子を追記

表 5-3 　米国看護師協会が認定する標準用語集

インターフェース用語集（Interface Terminologies）
 1. Clinical Care Classification（CCC）
 2. International Classification for Nursing Practice（ICNP）
 3. North American Nursing Diagnosis Association International（NANDA-I）
 4. Nursing Interventions Classification System（NIC）
 5. Nursing Outcomes Classification（NOC）
 6. The Omaha System（OMS）
 7. Perioperative Nursing Data Set（PNDS）
 8. Alternative Billing Concepts（ABC）Codes

ミニマムデータセット（minimum data sets）
 1. Nursing Minimum Data Set（NMDS）
 2. Nursing Management Minimum Data Set（NMMDS）

参照用語集（Reference Terminologies）
 1. Logical Observation Identifiers Names and Codes（LOINC）
 2. SNOMED Clinical Terms（SNOMED CT）

3. 米国看護師協会が認定する標準用語集

　米国看護師協会（American Nurses Association：ANA）は，表 5-3 に示す 12 の標準用語集を認定しており，臨床と研究両面での活用を推奨している [10]．多くの看護用語集は SNOMED とマッピングされており，たとえば，国際看護師協会（International Council of Nurses：ICN）が開発管理する**看護実践国際分類（International Classification for Nursing Practice：ICNP）**について，近年 ICN は SNOMED International との共同プロジェクトとして，診断，看護介入，成果にかかわる等価表を公表しており，ICNP も SNOMED CT に組み込まれた（2021 年 7 月に統合された）かたちとなる．米国看護師協会が認定するほかの標準用語集について，**NANDA-I**，**NIC**，**NOC**，**CCC**，**PNDS**，**Omaha System** も，SNOMED CT にマッピングされている [11]．

5-2-2 日本における医療用語標準化の取り組み

Essential Point

● 厚生労働省は，医療情報システム同士の標準的なデータのやりとりのための規格として，保健医療情報分野の標準規格（厚生労働省標準規格）を認定している．

● 看護実践用語標準マスター（行為編・観察編）は，看護実践現場で実際に使用されている用語を収集・整理した用語集であり，厚生労働省標準規格に認定されている．

● 医療情報分野での次世代の標準フレームワークとして HL7 FHIR（Fast Healthcare Interoperability Resource）が注目されており，国内で議論が活発化している．

1. 保健医療情報分野の標準規格（厚生労働省標準規格）

医療機関内や異なる医療機関間において，医療情報を電子的に共有・活用する場合，必要な情報がいつでも利用可能となるよう，医療情報システム同士で標準的な形式のメッセージや標準とされるコードを用いてやりとりする必要がある．このため厚生労働省では，保健医療分野において必要な標準規格を**厚生労働省標準規格**として認め，普及を図っている[12]．2022 年 3 月 24 日現在で，**表 5-4** の 26 種類が厚生労働省標準規格として採択されている．看護分野では，HS024 **看護実践用語標準マスター**が認定されている（2016 年 3 月 28 日認定）．

用語集や規格が厚生労働省標準規格として認定される過程は，およそ以下のとおりである．

「標準に関する関係者合意を形成しうる団体」として厚生労働省から選定されている**医療情報標準化推進協議会（HELICS 協議会）**へ，各種標準化団体から申請される．HELICS 協議会において議論が行われて条件を満たすと判断されると，HELICS 標準化指針（HELICS 指針）として認められる．その後，厚生労働省の「保健医療情報標準化会議」で議論して採択される，という流れである[13]．たとえば，日本医療情報学会の中にも標準化に関する委員会があり，学会としての標準規格として認定するかどうかの議論が行われ，その次に HELICS 協議会での議論，さらに厚生労働省での議論，というように進む．日本医療情報学会のような学術団体だけではなく，保健医療福祉情報システム工業会のような企業による団体も医療情報における標準規格を開発管理しており，用語や規格の標準化は，まさに産官学が協力した活動となっている．以下，厚生労働省標準規格のうち，2 つの取り組みについて具体を取り上げる．

2. 標準病名マスター

社会保険診療報酬支払基金の下に設置される「**傷病名マスター検討委員会作業班**」（通称：病名作業班）が管理している．マスター収載の要望は社会保険診療報酬支払基金と**医療情報システム開発センター**（MEDIS-DC，通称 **MEDIS**）のそれぞれに窓口があり，病名作業班による調査・検討が行われる．用語や ICD コードに関しては，日本医学会医学用語管理委員会や，厚生労働省と連携して作業が行われている[14]．標準病名マスターは，レセプトの傷病名欄への記載として用いるこ

表 5-4 保健医療情報分野の標準規格（厚生労働省標準規格）2022 年 3 月 24 日現在

HS001	医薬品 HOT コードマスター
HS005	ICD10 対応標準病名マスター
HS007	患者診療情報提供書及び電子診療データ提供書（患者への情報提供）
HS008	診療情報提供書（電子紹介状）
HS009	IHE 統合プロファイル「可搬型医用画像」およびその運用指針
HS011	医療におけるデジタル画像と通信（DICOM）
HS012	JAHIS 臨床検査データ交換規約
HS013	標準歯科病名マスター
HS014	臨床検査マスター
HS016	JAHIS 放射線データ交換規約
HS017	HIS，RIS，PACS，モダリティ間予約，会計，照射録情報連携指針（JJ1017 指針）
HS022	JAHIS 処方データ交換規約
HS024	看護実践用語標準マスター
HS026	SS-MIX2 ストレージ仕様書および構築ガイドライン
HS027	処方・注射オーダ標準用法規格
HS028	ISO 22077-1：2015 保健医療情報−医用波形フォーマット−パート 1：符号化規則
HS030	データ入力用書式取得・提出に関する仕様（RFD）
HS031	地域医療連携における情報連携基盤技術仕様
HS032	HL7 CDA に基づく退院時サマリー規約
HS033	標準歯式コード仕様
HS034	口腔診査情報標準コード仕様
HS035	医療放射線被ばく管理統合プロファイル
HS036	処方情報 HL7 FHIR 記述仕様
HS037	健康診断結果報告書 HL7 FHIR 記述仕様
HS038	診療情報提供書 HL7 FHIR 記述仕様
HS039	退院時サマリー HL7 FHIR 記述仕様

とが厚生労働省から通知されるなど，積極的な活用が呼びかけられている．わが国で最も重要な医療情報標準規格である．

　なお社会保険診療報酬支払基金が出す「（レセプト電算処理用）傷病名マスター」と医療情報システム開発センターが出す「ICD10 対応標準病名マスター」の中身は同じものである．ICD10 対応標準病名マスターは，2004 年 12 月に HELICS 協議会による医療情報化指針に採択され，2010 年 3 月に厚生労働省標準規格として認定された．

3. 看護実践用語標準マスター（行為編・観察編）

　医療情報システム開発センターが，看護実践現場で実際に使用されている用語を収集・整理した用語集で，「看護行為編」と「看護観察編」から成る．看護行為編は看護職が行う具体的な行為の名称が記述されており，4 階層で構成される．看護観察編は観察項目と結果項目の組み合わせで構成される（図 5-7）．

図 5-7 看護実践用語標準マスター（行為編・観察編）収載語と階層の一例

看護行為編収載の語彙の一例（アルファベットと数字の組合せは内部処理用コード）

第 1 階層	第 2 階層	第 3 階層 （行為名称）	第 4 階層 （修飾語）
A001 日常生活ケア	B001 清潔ケア	C002 シャワー浴	D001 全介助 D002 部分介助 D003 継続的観察 D004 断続的観察

看護観察編収載の語彙の一例（数字は内部処理用コード）

観察名称	観察結果名称
31003741 喀痰吸引物性状（気管）	01 粘稠 02 水様 03 泡沫様 04 血性 05 膿性 06 漿液性

電子経過表（温度板），看護指示オーダ，クリニカルパス等の情報システムにおいて，看護行為や観察結果を表示，選択入力するような場面での利用が想定されており，多くのシステムベンダーの電子カルテシステムに組み込まれている [15]．2016 年 2 月に HELICS 協議会による医療情報化指針に採択され，2016 年 3 月に厚生労働省標準規格として認定された．なお，看護上の問題点や看護上のアウトカムを表現する用語に関する厚生労働省標準規格は存在せず，国内での議論の成熟が待たれる．また，やはり現時点で公式には存在しないが，先述の看護実践国際分類 ICNP と SNOMED CT の等価表構築プロジェクト事例のように，日本語の看護実践用語標準マスターと英語の用語集との対応表や等価表を構築することで，互いの言語における看護領域の概念を，相互に解釈する可能性を拓く事ができる．

看護実践用語標準マスターは MEDIS 内に設置された委員会ならびにワーキンググループで議論を行い，項目名称やコードの改廃を行っている．MEDIS は，医療情報システムに関する基本的かつ総合的な調査，研究，開発，実験を行うとともに，これらの成果の普及および要員の教育研修等を行うことにより，医学，医術の進展に即応した国民医療の確保に資し，もって国民福祉の向上と情報化社会の形成に寄与することを目的とし，1974 年に厚生省（現・厚生労働省）および通商産業省（現・経済産業省）の認可を受けて設立された団体である [16]．MEDIS では，看護実践用語標準マスターを含め，12 のマスターの維持管理を行っており，その半数が厚生労働省標準規格として認定されている [17]．

4. HL7 FHIR

日本の医療情報分野においては，**HL7 version 2.5** や **HL7 CDA release 2** などの国際標準規格に準拠した規格が，厚生労働省標準規格として普及している [18]．医療情報の標準的なデータストレージとして普及している日本で開発された **SS-MIX2** [19] は HL7 version 2.5 に準拠したものであ

る．なお 2021 年には SS-MIX2 が ISO 技術仕様書（technical specifications：TS）として承認されている[20]．

　HL7 version 2.5 は歴史が長く広く普及している反面，技術的課題も少なくない．海外では，昨今の一般的な IT 技術を活用して連携が図れ，構造的に一般的互換性があるモデルとして，**HL7 FHIR**（Fast Healthcare Interoperability Resources）が注目されている．国内においては，日本医療情報学会課題研究会の下に HL7® FHIR® 日本実装検討ワーキンググループが設置され，その下に設置されたサブワーキンググループにおいては，研究者だけではなく企業からの人員も数多く参加し，日本において HL7 FHIR を利用するための仕様，ルール，ユースケースについて具体的な議論を行っている[21]．2022 年 3 月承認の厚生労働省標準規格（表 5-4 の下から 4 つの HL7 FHIR 記述仕様）にもこの WG での議論が反映されている．

5. 日本医学会による取り組み

　日本医学会医学用語管理委員会は，前身となる組織の初会合が 1940 年 4 月 30 日という長い歴史をもち，医学用語と医学概念との対応を分科会間で共通化，統一化し，仮名漢字を使う日本語特有の書き表し方の統一もしくはルール化に尽力してきた組織である[22]．医学用語管理委員会は，Web 版でも一般公開されている「**日本医学会医学用語辞典**」の編纂を担っている．

　看護における用語の合意形成の参考になるので，最終取り決めが最近なされた遺伝関係の用語に関する議論の過程の要点を紹介する[23]．

2017 年 9 月に日本遺伝学会により「優性遺伝」「劣性遺伝」の 2 つの用語を「顕性遺伝」「潜性遺伝」に変更する提案が日本医学会へ出されたことを契機に，医学用語管理委員会に「遺伝学用語に関するワーキンググループ」が設置．

計 10 回のワーキンググループ，公開シンポジウム，日本医学会加盟全学会への 2 回のアンケート，一般向けパブリックコメントと，広く協議が行われた．

2021 年 6 月 医学用語管理委員会で承認．

2021 年 8 月「優性遺伝と劣性遺伝に代わる推奨用語について」として，分科会の意見確認．（138 学会中，賛成 136 学会，保留 2 学会，反対 0 学会）

2022 年 1 月 最終的な取り決めが公表された[23]．

　以上のように，すでに一般に広く普及しており使う人が多ければ多いほど，また高等教育において使用され先々の世代へ大きな影響が考えられるような言葉ならばなおさら，言葉に関する合意を形成するのは非常に時間を要するものである．ほかに医学的概念の名称変更で，一般にも知られているものには，精神分裂病 → 統合失調症（2002 年 8 月日本精神神経学会），人格障害 → パーソナリティ障害（2008 年 6 月日本精神神経学会）等がある．

5-2-3 看護用語の標準化の取り組みにおける次のステップ

Essential Point

● 看護独自の概念とその言語化については，その言葉が表す概念は何かという
合意形成を行うために，継続的な議論が必要である

1. システム実装

　看護において用語集はいろいろとあるが，結局のところ電子カルテシステムなど，日常的に使用する道具に組み込まれて臨床現場で使われない限り普及は難しい．看護実践用語標準マスターやICNPなど，公益に近い団体がメンテナンスしているものもあれば，私的な団体がメンテナンスしているものも多数ある．それぞれの特徴や良し悪しについて本紙面上では割愛するが，いずれにせよ電子カルテシステムや訪問看護システムなどへの**システム実装**が普及には欠かせないというのが筆者の見解である．

2. シンボルグラウンディング問題

　シンボルグラウンディング問題とは簡潔に言うと，ある言葉が世の中のどの概念を指し示しているのか，ということだ．標準的な用語集の開発や電子カルテへの実装により看護で使う言葉が共通化し，表現が揃うことで集計して可視化できる可能性も広がってきた．

　次の段階として，その言葉が，事象・観察結果・患者状態・人間の行為等のどの概念に該当してどれに該当しないのか，の議論が欠かせない．人間は言葉を用いなければ他者に伝えることができないため，情報共有が必要な範囲において言葉が指し示す概念について共有しておけなければ，交代制勤務に重要な引き継ぎやチーム医療における情報共有に支障をきたす場面が出てくる．

　たとえば，看護における**デジタルトランスフォーメーション（digital transformation：DX）**[*1]を目指し，外科手術後のドレーン排液の写真を撮ったら自動で色と量を判断してくれるアプリをシステム開発企業と研究開発するとしよう．動画や画像から自動的記録化する際，動画に映っているものを言語化，つまり，絵を文字としてしかも臨床看護に役立つ程度に詳細に専門用語で記述する必要がある．廃液量は廃液バッグの目盛と液面の位置関係を計測すればよいのでそこまで難しくないが，色のような質的な指標については，どの色が血性，淡血性，淡々血性であるかの境目をあらかじめ設定しなければならない．コンピュータが処理できるように，色をRGB形式で表したときにRGB（175,32,8）は血性で，RGB（228,64,15）は淡血性で，RGB（238,89,12）は淡々血性で，というように設定するが，色というのは境目が厳密ではなくさらには照明条件や人の主観によって違うため，境界線の設定作業は大変な苦労が必要となると想像する．もちろん臨床的な趣旨としては出

[*1] デジタルトランスフォーメーションは，Erik Stolterman教授が2004年に提唱した[24]概念で，「デジタル技術が人間の生活のあらゆる場面で引き起こし，影響を与える変化のこと」と定義された．その後，世界中のさまざまな分野で使われるようになり，その定義や使われ方もさまざまである．日本学術会議 健康・生活科学委員会看護学分科会は2023年9月，「持続可能な社会に貢献する看護デジタルトランスフォーメーション」を発出した[25]．

血量が減っている，つまり血性が淡くなっていき濃くはなっていないことがわかればよく，臨床において人間はこの点を非常によい意味で曖昧に処理できているので上記はやや極端な話であるが，言葉が現実の何に該当するかというシンボルグラウンディング問題は，今後の看護の DX において重要になってくる．

おわりに

　看護の用語の標準化の取り組みにおける次のステップとして，言葉が世の中にある概念の何を指し示すのかについての医療者間での合意形成が重要である．医学医療の発達によって新しい言葉がつくられ続けるし，言葉は時代とともに変化し続ける性質がある．看護においては，主観的なものや見えないものを取り扱うことから，看護における用語は定義がしづらい側面がある．看護独自の概念とその言語化については継続議論が必要であり，既存の言葉についても，その言葉が表す概念は何かという議論を継続的に行って広く合意形成していく必要がある．

引用文献

1) World Health Organization.：International Statistical Classification of Diseases and Related Health Problems (ICD).
https://www.who.int/standards/classifications/classification-of-diseases（2023.8.17 参照）
2) 森桂，及川恵美子・他：WHO 国際統計分類の歴史と ICD–11 の国内適用に向けて．保健医療科学，67（5）：434–442，2018．
3) 厚生労働省政策統括官（統計・情報政策，労使関係担当）：ICD の ABC 令和 5 年度版，2023．
https://www.mhlw.go.jp/toukei/sippei/dl/icdabc_r05.pdf（2023.8.17 参照）
4) 日本 WHO 国際統計分類協力センター．
http://who-fic-japan.mhlw.go.jp/（2023.9.28 参照）
5) 第 20 回社会保障審議会統計分科会：参考資料 2 ICD–11 V 章の概要，2020．
https://www.mhlw.go.jp/content/10701000/000618132.pdf（2023.8.17 参照）
6) SNOMED International：Governance and advisory.
https://www.snomed.org/our-organization/governance-and-advisory（2023.8.17 参照）
7) National Library of Medicine：Overview of SNOMED CT.
https://www.nlm.nih.gov/healthit/snomedct/snomed_overview.html（2023.8.17 参照）
8) SNOMED International：SNOMED International: 2023 Membership Joining Fees.
https://www.snomed.org/_files/ugd/900274_75f66b48b1aa42b98196cd3e0ef8a293.pdf（2023.8.17 参照）
9) International Health Terminology Standards Development Organisation：SNOMED CT Starter Guide.
https://confluence.ihtsdotools.org/download/attachments/28742871/doc_StarterGuide_Current-en-US_INT_20220616.pdf（2023.8.17 参照）
10) The Office of the National Coordinator for Health Information Technology：Standard Nursing Terminologies: A Landscape Analysis. 2017.
https://www.healthit.gov/sites/default/files/snt_final_05302017.pdf（2023.8.17 参照）
11) National Library of Medicine：Nursing Resources for Standards and Interoperability.
https://www.nlm.nih.gov/research/umls/Snomed/nursing_terminology_resources.html（2023.8.17 参照）
12) 厚生労働省：医療分野の情報化の推進について．
https://www.mhlw.go.jp/stf/seisakunitsuite/bunya/kenkou_iryou/iryou/johoka/index.html（2023.8.17 参照）
13) 医療情報標準化推進協議会（HELICS 協議会）：一般社団法人医療情報標準化推進協議会（HELICS 協議会）とは．
http://helics.umin.ac.jp/aboutHelics.html（2023.8.17 参照）
14) 大江和彦：標準病名マスターの現状報告，2011．
https://jams.med.or.jp/glossary_committee/doc/h23material_5.pdf（2023.8.17 参照）
15) 医療情報システム開発センター：看護実践用語標準マスター．
https://www2.medis.or.jp/master/kango/index.html（2023.8.17 参照）
16) 医療情報システム開発センター：財団概要．
https://www.medis.or.jp/1_somu/index.html（2023.8.17 参照）

17）医療情報システム開発センター：MEDIS 標準マスター・インデックス．
　　https://www.medis.or.jp/4_hyojyun/medis-master/index.html（2023.8.17 参照）
18）富士通総研：HL7 FHIR に関する調査研究一式 最終報告書．2020．
　　https://www.mhlw.go.jp/content/12600000/000708279.pdf（2023.8.17 参照）
19）SS–MIX 普及推進コンソーシアム：SS–MIX2 とは？
　　http://www.ss-mix.org/cons/ssmix2_about.html（2023.8.17 参照）
20）International Organization for Standardization：ISO/TS 24289:2021 Health informatics—Hierarchical file structure specification for secondary storage of health-related information.
　　https://www.iso.org/standard/78343.html（2023.8.17 参照）
21）日本医療情報学会 NeXEHRS 研究会：HL7® FHIR® 日本実装検討 WG．
　　https://jpfhir.jp/（2023.8.17 参照）
22）大江和彦：日本医学会による医学用語統一の歴史と意義．日本医学会創立 120 周年記念誌：200–203，2022．
23）日本医学会：優性遺伝と劣性遺伝に代わる推奨用語について．2022．
　　https://www.jspnm.com/topics/data/kaiin20220126.pdf（2023.8.17 参照）
24）Stolterman E, Fors AC：Information Technology and the Good Life. International Federation for Information Processing book series volume 143. pp687–692, 2004.
25）日本学術会議：持続可能な社会に貢献する看護デジタルトランスフォーメーション．
　　https://www.scj.go.jp/ja/info/kohyo/pdf/kohyo–25–h230922–3.pdf（2023.9.28 参照）

第6章 看護における情報システムの活用例

6-1 地域看護における情報システムの活用例 ―遠隔看護（テレナーシング）

6-1-1 はじめに ― テレナーシングとは？ ―

- テレナーシング（遠隔看護）は，インターネットが普及した1990年代から欧米豪などで広がった，情報通信技術（ICT）を生かした新たな看護の提供方法である．
- 諸外国ではテレヘルス（遠隔医療）に位置づけられる．しかしながら，わが国においてはいまだ発展途中である．

　近年，わが国では慢性疾患をもつ高齢者，とくに後期（75歳以上）高齢者の増加が著しく，このうち86%は何らかの慢性疾患により通院している[1]．そのため，慢性疾患を抱えながらも，その人らしく住み慣れた地域や自宅で生活し，生活の質を維持し，重症化を防ぐため，継続的な看護を提供する重要性がこれまで以上に増している．その解決のためのひとつの方法として，情報通信技術（information and communication technology：ICT）を活用した看護の方法がある．

　テレナーシング（遠隔看護） は**テレヘルス（遠隔医療）**，**eヘルス**（電子的方法による多様な医療サービス）の一部である（図6-1）．テレナーシングの対象は，健康増進，妊産褥婦，急性期，回復期，慢性期，看取り期にある人，これらの家族や介護者，地域の特定集団など，健康上のニーズをもつあらゆる人であり，非常に幅広い．

　また，テレナーシングを提供する場としては，保健所・保健センター，職域，医療機関，訪問看護ステーション，市区町村や国民健康保険組合，企業健康保険組合，大学などの研究機関，民間企業があげられ，これらの機関と利用者，あるいは地域の集会所などをICTでつなぎ，遠隔地からの看護相談や保健指導を提供するものである．これらにより，利用者の疾病予防や健康増進のための支援，精神的支援，糖尿病・心疾患・呼吸器疾患をはじめとした慢性疾患をもつ人への療養生活支援，障害や術後のリハビリテーション支援，介護者への支援などが可能となる．

　看護の実践内容としては，科学的知識と利用者の個別性に応じて目標をともに設定すること，心身情報を監視（**モニタリング**）すること，そこから，緊急性や病状変化について評価・**トリアージ**（優先順位の判断）すること，心身状態のモニタリングとトリアージに基づいて，**メンタリング**（親

図 6-1 遠隔医療に関連する用語の概念図（私案）

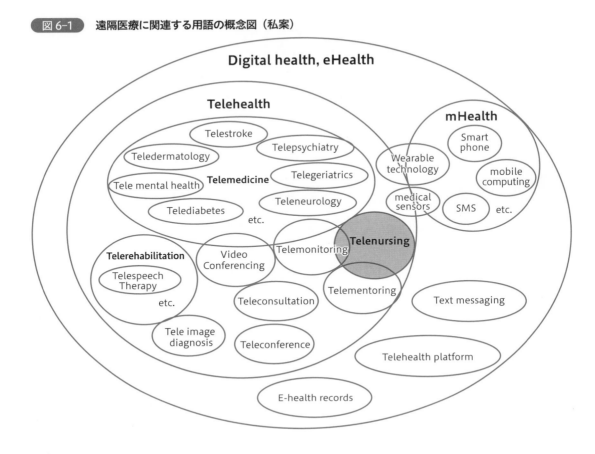

身に相談に乗ること）や看護相談を提供すること，健康増進や疾患と生活管理のための**保健指導を**提供すること，介護者の不安や悩みへの対応などがある．また，医師やほかの**関連職種間のカンファレンス**を遠隔地から行うものも含まれる．

　近年になって，**国民健康保険制度に遠隔医療**（わが国では**オンライン診療**という）の**診療報酬化**が図られたところであるが [2]，まだ医療機関の医師が行う遠隔診療と一部の疾患に限定した遠隔モニタリング加算のみの報酬であり，評価額も十分でないため，普及へは課題も大きい．2020 年はじめから世界に急速に感染者が拡大した新型コロナウイルス（SARS-CoV-2）の感染拡大への対策のひとつとして，ウイルス陽性でも無症状や軽症の感染者では自宅や滞在施設においてのバイタルサインズの遠隔モニタリングや，遠隔診察，健康相談などに遠隔医療が進められたことも記憶に新しい．

　国際看護師協会（International Council of Nurses：**ICN**）[3] では，2000 年にテレナーシングネットワークを立ち上げ，世界各国のテレナーシング実践を共有し意見交換する場を設けてきた．最近では，「eHealth」に用語が変わり，テレナーシングはより広い概念となりつつある．テレナーシングに関するわが国の法的整備はこれから動き出すところであり，直接対面・接触しない方法で行う看護のあり方を検討していく見込みである．

このような世界的背景のもと，本節では，テレヘルスを構成するテレナーシングに焦点をあて，その内容と方法，エビデンスなどについて海外の実践例を含めて示す．

6-1-2　テレナーシングの定義

Essential Point

● 米国遠隔医療協会や，国際看護師協会，日本在宅ケア学会などがテレナーシングを定義している．

テレナーシングのわが国での定義は「ICT と遠隔コミュニケーションを通じて提供される看護活動」[4] とされている．米国遠隔医療協会（American Telemedicine Association：ATA）の定義では，テレナーシングとは「さまざまな電気通信技術を通じて提供される看護」[5] をいう．この定義から，テレナーシングは，「音声，データ，動画をインターネットと通信媒体の利用を通じてやりとりし，離れた場所にいる人に対し，看護職と利用者間の遠隔コミュニケーション含む看護を提供すること」[6] と理解することができよう．ただし，単なる電話による相談（telephone support）は，この電気通信技術には該当しないため，テレナーシングには当たらないと考えるのが一般的である．

6-1-3　テレヘルス・テレナーシングの歴史

Essential Point

● インターネットの普及とともに遠隔医療は急速に進展したが，テレナーシングの歴史はまだ浅い．
● 近い将来わが国にも 5G（第 5 世代移動通信システム）が整備されることにより，血圧計などの計測機器（モノ）がインターネットにつながる IoT 化が進展し，テレナーシング利用者の遠隔モニタリングやテレメンタリングをテレビ電話を用いてスムーズに行えるようになると予測される．

テレヘルスは，1876 年のグラハム・ベルによる電話の発明に端を発する．米国では 1959 年に 180 km ほど離れた医療機関間で双方向の映像接続が行われ，1960 年代には NASA（米国航空宇宙局）が宇宙飛行士の健康管理のために遠隔医療と遠隔コミュニケーション技術の開発に力を注いだ[7]．1964 年には米国の通信会社が開発したテレビ電話をテレヘルスに利用しはじめ，1970 年代以降，遠隔地の医療の向上のために，テレヘルスの研究と実践が拡大していった[7]．1974 年には，医療分野の国際的な用語集である SNOMED CT[8] が作られ，テレヘルスの情報管理や意思決定のために活用されている．1993 年に学術団体である米国遠隔医療協会（ATA）[5] が設立された．1999 年には米国の医療保険であるメディケアがテレヘルスへの支払いを開始している[9]．2010 年後半には，高速ブロードバンドネットワークが一般に普及し，ICT や身体計測の機器開発企業と医療職による実践的な研究プロジェクトが進み，テレヘルスの有効性の科学的根拠（エビデンス）

を明確にするための無作為化比較試験などが盛んに行われ，増悪予防や再入院予防，医療費抑制効果などが検証された．テレビ電話やアプリケーション開発に拍車がかかり，2010 年代は遠隔医療そのものが広がりをみせ，2020 年現在では，欧米を中心に，すでに医療提供の一形態として重要な位置づけとなっている．

一方，わが国のテレヘルスは，1971 年の心電図の伝送がそのスタートであったが[10]，その後も**医師法 20 条**，すなわち**無診察診療の禁止**に遠隔医療という診療形態が抵触するのではないかという懸念が少なからずあり，当初は広がることはなかった．しかし 1996 年になると厚生省（当時）遠隔医療研究班が設置され，わが国のテレヘルスに社会的関心が高まっていった．医師法の解釈については，厚生省から 1997 年に，厚生労働省から 2003 年，2011 年に通知が発出され[10]，遠隔医療の基盤整備が進められていった．内閣府による e-Japan 戦略（2000 年）[11]の推進，そして最近では，未来投資会議[12]（2016 年）においての遠隔診療の診療報酬化への明言，**Society5.0**（第 5 期科学技術基本計画（2016-））[13]における医療・介護への新たな価値としての遠隔医療など，現在わが国のテレヘルスの推進に拍車がかかっている．

看護職が行うテレナーシングについては，2000 年以降に欧米の報告が増え，妊産婦，慢性疾患，認知症，介護者支援などの実践が広がっていった．形態としては大学や医療機関にテレナーシングセンターが併設されるもの，企業と医療機関が連携して提供するもの，州や自治体がカバーするものなどがある．わが国でも，慢性心不全[14]，慢性呼吸不全[15]，慢性閉塞性肺疾患（chronic obstructive pulmonary disease：COPD）[16]，糖尿病[17]，がん[18]，褥瘡のある在宅療養者[19]ほか，テレナーシングの研究実践が報告されている．

このようにわが国でもテレヘルス・テレナーシングの実践報告や有効性の**科学的根拠**が創出されたことで，2018 年には，医師が行うオンライン診療や，COPD で在宅酸素療法（HOT）を行う者への指導管理料に**遠隔モニタリング加算**[20]が創設され，健康保険制度でカバーされた遠隔医療が本格的にスタートしたと言える．2020 年 4 月に診療報酬改定が行われ，酸素供給器の稼働時間もモニタリング項目に加えられた[21]．現在のところ，看護師が医師等との協働で行う遠隔面談に診療報酬が算定されているものは，この COPD Ⅲ・Ⅳ期で HOT を受ける人に対する遠隔モニタリングと，がん患者指導管理料イ・ロ，医師，看護師または公認心理師が心理的不安を軽減するための面接を行った場合（1 人につき 6 回限り）（情報通信機器を用いた遠隔面談，2022 年 4 月に新設）である．

6-1-4　テレナーシングの方法と法的側面

● テレナーシングは保助看法による看護師の業務に明確に定められていないが，「診療の補助」と「療養上の世話」の両者を統合して行われる業務と考えられる．

わが国の看護職の根拠法である保健師助産師看護師（保助看）法[22]では，看護師の業務には「診療の補助」と「療養上の世話」がうたわれているが，昭和 23（1948）年に制定された同法には，

ICT を活用した保健指導の扱いについてはまったく言及されていない．テレナーシングを行ううえでは，医師からの指示を必要とする場合と医師との連携により行う場合とがある．血圧や酸素飽和度，血糖値，1 日の歩数など，計測機器から直接リアルタイムなデータを確認しながら行う場合，とくに疾患をもつ者への保健指導では医師の指示を受ける．人口減少社会となったわが国において，テレナーシングを導入することによって，限られた看護人材が移動時間なく「看護」のための時間を有効に使えることや，月に数回しか訪問しえなかったがケアニーズは高いという利用者に対して，日々の遠隔モニタリングやそれに基づくテレナーシングを取り入れることで，ニーズに合致した看護の提供ができ，訪問看護や受診が必要な利用者をトリアージできるなど，テレナーシングは新たな看護のあり方の創出にもつながると言える．

6-1-5 遠隔医療におけるテレナーシングの位置づけと関連用語

Essential Point

● デジタルヘルスは電子的な方法による医療・健康支援の総称を指す．
● テレナーシングはテレヘルス（遠隔医療）に含まれる領域である．これにより，健康増進や健康管理，慢性疾患管理，看取り，介護者支援，心身のモニタリングなどを効果的・効率的に行うことができ，かつ疾患や障害の重症化を防いで，外来受診の間の期間を補う，きめ細かい看護が可能となる．
● テレナーシングを適切に行ううえで，対象者の心身状態のテレモニタリングによる情報は不可欠である．モニタリングする項目は，対象者の主疾患や症状，テレナーシングの目的などに応じて決められるものである．

　最近では，テレヘルス（遠隔医療）に関連する多様な用語や表現を耳にするようになった．その一方で，テレナーシングがこのなかでどこに位置づくのか明確にする必要がある．ここでは，テレヘルスに関するおおかたの用語を図 6-1（6-1-1）のように整理するが，これはまだ確固たる段階ではなく，今後の ICT の発展によって，さまざまな遠隔医療の形態が登場すると考えられる．

1. より上位の概念を表す用語

　電子的な方法を用いて行う医療・健康支援を「**デジタルヘルス**：digital Health」[23] と呼び，これは現時点でのテレヘルスの上位の概念に当たる．デジタルヘルスは，医師や利用者にとってのよりよい意思決定を支援する手段として利用される [23] ものである．ここには，**m ヘルス**（m はモバイルの頭文字），移動通信やプラットフォーム，ウエアラブル機器や医療用センサー，テレヘルス，テキストメッセージを送るもの，電子カルテ（E-health records）が含まれる．ウエアラブル機器と健康情報を連携して医療サービスを行うことを「m ヘルス」と呼んでいる [24]．この m ヘルスは，これから急速に開発が進むと予想される分野である．

2. テレヘルスにおけるテレナーシングの位置づけ

　「テレ：tele」は「遠隔」を意味する．「テレヘルス：telehealth」は，医師，看護師をはじめ医療専門職が提供する遠隔医療の総称である．総称であるテレヘルスの下位には，各職種が行う医療

やケアがあり，医師が行う「**テレメディスン**：telemedicine」，看護師による「**テレナーシング**：telenursing」，理学療法士などが行う「**テレリハビリテーション**：telerehabilitation」「**テレスピーチセラピー**：telespeech therapy」などが位置づけられる．これらには，多職種間の連携が含まれることが多い．そして，医師が行うテレメディスンにはさらに各科の診療である「遠隔皮膚科：**teledermatology**」「遠隔精神科：**telepsychiatry**」「遠隔脳血管疾患診療：**telestroke**」などが位置づく．

　また身体情報の計測機器に Bluetooth などを搭載して，体温や血圧，動脈血酸素飽和度，体重，歩数や消費エネルギー，睡眠の深さなど，モノをインターネットでつなぐ **IoT**（Internet of Things）技術の進展がめざましい．また，救急医療分野での実践として「**テレ ICU**：tele-ICU」「**テレトリアージ**：tele-triage」も最近増えている．

　わが国では，これらに加え，画像撮影と読影の場所が異なる「遠隔画像診断」，病理組織の「遠隔病理診断」，医師間あるいは多職種間の情報共有や症例検討会である「テレカンファレンス」なども遠隔医療の形態である．このように遠隔医療はとても守備範囲が広い概念としてとらえる必要がある．また，遠隔地への医療全般を「**remote health**」と呼ぶ場合もある．

3. テレモニタリング

　在宅や施設入所者，またほかの医療機関に入院・通院している人の心身情報を遠隔地から監視し，見守ることを「**テレモニタリング**：telemonitoring」と呼んでいる[25]．モニタリングの頻度は，24時間365日継続的に行うもの，日中，あるいは就寝時や夜間のみのもの，1日1回や週に数回のもの，月に数回のものなど，利用者の状態や疾患の重症度に合わせた頻度が設定される．またモニタリングを行うためには，計測機器と有線・無線のインターネット回線を利用者宅や職場などに配備する必要がある．

　モニタリングの内容には，利用者個人の血圧，脈拍，動脈血酸素飽和度，心電図，血糖，歩数，消費エネルギー，睡眠の深さ，体重，体組成，胎児心拍，子宮収縮など利用者自身のバイタル情報に関するもの，表情や言動および身体観察のようにテレビ電話など対面により把握するもの，利用者の症状や日常生活行動やその状態，心理的な側面に関するもの，画像に関するもの，心臓ペースメーカーや酸素濃縮器など機器のモニタリングに関するものに分けることができる．また，同時に複数の利用者を高度専門家がモニタリングするものもあり，テレ ICU は，複数の医療機関の ICU入室者の身体情報や画像などを1カ所に集約してモニタリングし，各医療機関とモニタリングセンターで別々にモニタリングを行い，異常の早期発見と対応を行うというものである．

　最近では，インターネットに計測機器などモノがつながる IoT（図6-2）の開発が加速しており，バイタルサインズを計測すると自動的にインターネット上のサーバに計測結果がアップロードされるものが増えている．これらのモニタリングのためにはモノとサーバをつなぐ通信媒体が必要となる．利用者とテレナース（テレナーシングを行う看護職）間をつなぐためには，利用者宅に通信媒体を設置する必要があり，現在では，おもな通信媒体は無線化されているものを利用することができる．これらには，無線通信（**Wi-Fi，Bluetooth**），近距離無線通信（**RFID，NFC**），移動通信システム（**4 G，5 G**）などがあげられる．一方では，テレヘルスやモニタリングを担う医療機関間では，有線回線を設置することで，安定した通信を確保し，通信不良による情報欠落などの問

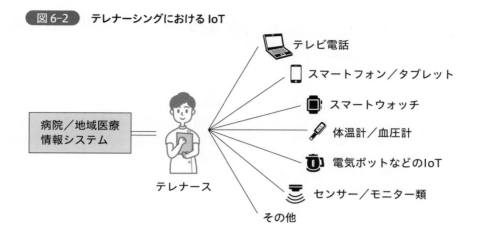

図6-2 テレナーシングにおけるIoT

題を極力回避する方法をとることが必要である．

　利用者の疾患や障害，緊急度などに応じてモニタリングの項目は異なるため，疾患特異的な症状や身体的情報，日常生活上の症状や課題など，モニタリング項目とその収集・送信方法を決めたうえで，モニタリングを行う必要がある．

4. 通信方法

　スマートフォンなどのモバイル技術や**SMS**（short messaging service），**3G**（第3世代移動通信システム），**4G**（第4世代移動通信システム），2020年夏頃にわが国でも開始された高速・大容量通信の**5G**（第5世代移動通信システム），また，移動を伴うテレヘルスでは，GPS（全地球測位システム）も欠かすことができない．

5. 記号による表現方法

　テレヘルスにはさまざまな形態があるため，誰と誰の間で行うテレヘルスなのかを簡潔に表現するために，記号を用いることがある[26]．医師間で行うテレコンサルテーションやテレカンファレンスでは**D to D**（Doctor to Doctor），医師－利用者間や看護師－利用者間のテレヘルスでは**D to P**（Doctor to Patient）または**N to P**（Nurse to Patient/People），看護師間で行われるテレコンサルテーションなどは**N to N**（Nurse to Nurse），モニタリングを併用するテレナーシングはTMBTN（Telemonitoring-based Telenursing）という[4]．医師と複数の利用者間のモニタリングでは，D to multiple-Pのように示すことができる．これらによって，そのテレヘルスの内容がどのような方法のものであるのか，他者にもわかりやすくなると言える．

6-1-6 慢性疾患をもつ在宅療養者へのテレナーシング実践方法

Essential Point

● テレナーシングの対象者は，離れた場所で生活する健康な人，疾患を抱えた人，エンドオブライフ期の看取り，妊産婦，介護者など多様である．
● 慢性疾患などをもつ在宅療養者へのテレナーシングの方法には，導入時の動機づけや目標設定などの要素，心身状態の遠隔モニタリングの要素，モニタリング情報に基づく療養者の評価とトリアージの要素，そして療養者や家族とテレナース間の遠隔コミュニケーション技術を用いたテレメンタリングや看護・保健相談などの要素，他職種とのカンファレンスの要素，そして看護の評価の要素などが含まれる．テレナーシングは，利用者の目的に応じて，これらの全部または一部が行われる．

　慢性疾患管理の考え方には，単に対象者のセルフケアを促進することばかりでなく，ヘルスケアを供給する体制整備，利用者本人と家族の意思決定を促進するための支援，支援のための保健医療福祉機関間の情報システムとネットワーク化などが含まれる[27]．
　テレナーシングを行う体制では，医療機関等での人員・場所の確保，実施方法の検討，通信回線とテレナーシングを行うための器材の整備といった，テレナーシングを行うための体制をつくること，またそのためのスタッフ教育がまず必要である．
　テレナースに必要な**コンピテンシー**（能力）には，専門的コンピテンシー（法的な理解，ICT を使った実践経験など），方法論的コンピテンシー（言語的・分析的スキル，要約する力，自立した業務を行えることなど），個人的コンピテンシー（テクノロジーへの親和性，学習意欲，ストレス耐性など），社会的コンピテンシー（動機づけする能力，共感や耳を傾ける能力など）の4つが不可欠で，テレナーシングには，さまざまな能力が必要であるとしている[28]．これに加え，テレナーシングでは，アセスメント，関係性づくり，コミュニケーションをコアとして，意思決定，対象となる人への理解，その人を“描く”ことを通じたホリスティック（全人的）パーソンセンタードケアであると言える[29]．
　直接触れることができる対面看護とは異なる方法であるテレナーシングを効果的に行ううえで，モニタリングデータを正しく評価し，病状や状況をトリアージし，利用者とのテレコミュニケーションとテレメンタリング，そしてエビデンスに基づく保健指導を行うことがテレナーシングに欠かせない．
　テレナーシングの実践モデル（図6-3）では，一次予防から三次予防（図の外周の矢印），すなわち健康増進や疾病予防，疾患の早期発見，慢性疾患の重症化予防，エンドオブライフ期における「よりよい生」を目指す看護職によるコンサルティングサービスとされる．この実践モデルにおいても，テレナースの知識や経験，アセスメントとコミュニケーション，利用者がもつ資源，意思決定の共有，資源の分配，サービスの評価（図の内側の丸）がテレナーシングであると説明されている[30]．
　テレナーシングによる慢性疾患管理では，導入期に利用者と目標を設定することが必要である．導入期の支援では，利用者とテレナースの遠隔コミュニケーションによる目標共有を行い，ギャッ

図6-3　Tel-eNurse Practice Model（Larson-Dahn ML, 2000 [30]）

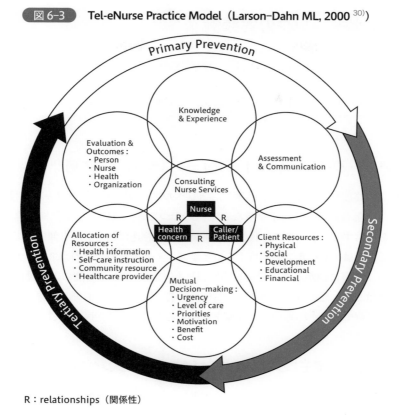

R：relationships（関係性）

プがあれば見直し，達成可能な目標を再度設定して，そのための具体的な療養行動をともに考えることが重要となる．

　テレナーシングは，直接の対面看護とは異なり，利用者に実際に触れる介助はできない．しかし，これらとは異なる看護の機能として，親身に相談にのり，利用者とともに具体策を考え，利用者自身の療養行動や実行力を引き出す長期的なテレメンタリング支援を行うことができる．テレナースの役割は，メンターとして，利用者が心配していることに気を向け，それに親身に相談にのることが基本である．心身の状態や出来事をともに振り返りながら，継続している保健行動を肯定的に評価し，励ますことや，目標達成ができなかった場合でも，その理由をともに考えることが欠かせない．テレナースによるメンタリングやフィードバックにより，早期脱落者は減少することが知られている．しかしながら，テレナーシングの利用が向かない人も少なからず存在するため，適格基準を満たさない場合，直接対面の看護に切り替えたほうがよい．本人の意欲や端末操作の能力，家族からの支援などを考慮して，継続の可否を検討する．また，テレナーシングの終結をいつとするかについても，開始時に本人や家族と話し合っておく必要がある．

6-1-7　テレナーシングの実践例

Essential Point
● 高度医療機関にテレヘルスの遠隔医療センターを設置して，遠隔地域等の診療所や学校などをつないで行うテレヘルスの例を紹介する．
● テレナースが主体として運営する在宅モニタリングに基づくテレナーシングの方法について紹介する．

1. オーストラリア・クイーンズランド州クイーンズランド大学の例 [31]

　大学と併設の高度専門医療機関が協働し，テレヘルスの遠隔医療センターを設け，州内約 60 カ所の診療所，高齢者施設，また小学校などを回線でつなぎ，遠隔診療や保健指導，リハビリテーションなどを提供するテレヘルスの仕組みが構築され，急速に利用者数を伸ばしている．一定の要件を満たせば市民はテレヘルスを利用することができ，通院時間とそのコストの大幅な削減がもたらされている．診察にかかる費用である診療報酬も，2018 年から通院による対面診療と遠隔診療いずれでも同額となった．遠隔地側には，診療所に若手医師か熟練看護師が置かれ，利用者（通院患者）と遠隔医療センターの専門医の診療を補助する方法をとり，医療の質の点からも，対面診療との差は少ない [32]．

2. テレナースによる在宅モニタリングに基づくテレナーシングの例

　一方，わが国においても慢性疾患をもつ高齢者は，症状変化を自覚していても，予防行動をとることが難しいことや，易感染性により感染症などを契機として急性増悪を発症しやすく，入院加療が必要となることで在宅生活の中断が生じ，生活の質が低下しやすい．そのため増悪予防のためのテレモニタリングに基づくテレナーシングは有用である．

　筆者らは慢性呼吸不全，心不全，糖尿病，難病など，慢性疾患をもつ在宅高齢者が長期に安定した生活を送ることができるよう，日々の心身状態をモニタリング・トリアージし，それに基づくテレナーシングを提供するシステムを開発し，活用している [16]．

　日々の**遠隔モニタリング項目**は，経皮的酸素飽和度，血圧，血糖値，睡眠の深さ，体重，歩数値，食欲，服薬，身体可動性，息切れ，痛み，症状など，主疾患に応じて決めている．利用者にはタブレット PC と Bluetooth 対応の血圧計など計測用具一式を貸与し，画面の表示に従って，イラストによる回答選択肢からその日の様子をタッチしてもらい，1 日 1 回心身情報をモニタリングしている（**図 6-4**）．問診項目は，急性増悪を生じた際の症状調査を基に，教科書的でない症状を含め増悪兆候のモニタリング項目を作成している．テレナースは，受信した心身データをプロトコルに沿って日々トリアージし，それに基づいて看護相談・保健指導を行い，増悪兆候を把握した際は，開始時の担当医の指示書に応じた対応を行うという実践方法である．

　テレナーシングの内容は，利用者の症状や訴えを傾聴し，その日の症状，食事・運動・睡眠などを含めた生活状況に応じた看護相談や，息切れなどの症状緩和，体重増加の理由の判断，服薬に関する保健指導などの看護支援である．テレビ電話からの観察では，表情，息切れや肩呼吸，顔色などを観察し，親身に相談にのるテレメンタリングが基本となる．また，利用者が決定した目標に

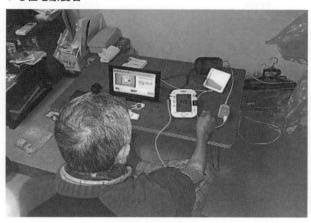

図 6-4 テレナーシングシステム「生き活きほっと和み」を自身で操作し，血圧測定を行い，問診項目に入力・送信している在宅療養者

沿った生活習慣や服薬コンコーダンス（遵守）の維持，そして病状変化時の受診など，さまざまな意思決定を支援することが中心となっている．

　利用者には，あらかじめテレナーシングとは何であるか，行えることと行えないことを説明し，同意を得る．看護の質を保証するために，テレナーシングのためのプロトコル（手順書）などを作成し，モニタリング情報の判断基準と対応を具体化し，関係者と共有し，主治医からは個別の数値の上昇に合わせた指示をあらかじめ得る．このように，本人・家族に加え，協働する職種に理解を得ながら実践している．

6-1-8　在宅モニタリングに基づくテレナーシングのエビデンス

Essential Point
- システマティックレビューとメタアナリシスは，科学的根拠（エビデンス）を評価する適切な手法である．
- COPD および心不全療養者を対象とした，在宅モニタリングを含むテレナーシングのエビデンスを紹介する．

　ここでは，COPD と心不全患者を対象とした在宅モニタリングに基づくテレナーシングに限定して，エビデンス（科学的根拠）をみる．COPD Ⅳ期で HOT を行う慢性呼吸不全の人を対象とした遠隔モニタリングに基づくテレナーシングの**メタアナリシス**[33] から，在宅モニタリングに基づくテレナーシングは急性増悪発症や救急受診，そして入院リスクを有意に減少することが示されている．入院した場合であっても有意に在院日数が少ない．しかし，死亡率には差が見られない．

　心不全療養者を対象としたテレモニタリング[34] では，モニタリング期間 6 カ月間の救急受診を増加させるが，死亡率と心不全が減少すると報告されている．また，体重，血圧，心拍数などの 3 種以上のデータをモニタリングすることで，死亡リスクを低減することが報告されている[35]．遠隔モニタリングに基づくテレナーシングには，以上のような有効性が示されている．ただし，今後

さらに研究が進むことで，これらのエビデンスは更新されるであろう．

おわりに

　テレナーシングはテレヘルスの発展とともに，諸外国では活用が進んでいる．わが国では現在発展中の新たな看護方法である．在宅モニタリングに基づくテレナーシングはとくに慢性疾患管理に有効な看護の提供方法として，エビデンスも報告されている．しかし遠隔医療に関する教育が皆無に等しいため，早急に遠隔医療教育プログラムをつくり，質の高いテレナースを育成し，ケアニーズのある人々へ看護を届けられるようになることを期待している．

引用文献

1) 厚生労働省：高齢者の医療の現状等について．2016．
https://www.mhlw.go.jp/file/05-Shingikai-12601000-Seisakutoukatsukan-Sanjikanshitsu_Shakaihoshoutan-tou/0000125582.pdf
2) 厚生労働省：平成30年度診療報酬改定について．2018．
https://www.mhlw.go.jp/stf/seisakunitsuite/bunya/0000188411.html
3) International Council of Nurses：eHealth & ICNP．2020．
https://www.icn.ch/what-we-do/projects/ehealth-icnp
4) 日本在宅ケア学会：テレナーシングガイドライン．照林社，2021．
https://www.jahhc.com/wp-content/themes/jahhc/pdf/guideline20210817.pdf
5) The American telemedicine association：Telehealth nursing fact sheet．2018．
6) 聖路加看護大学テレナーシングSIG〔編〕：テレナーシング実践ガイドライン．ワールドプランニング，2013．
7) eVisit：History of telemedicine infographic. 2020．
https://blog.evisit.com/history-telemedicine-infographic
8) 柏木公一：国際医療用語集SNOMED-CTの成立と概要，日本への影響．情報管理，51：243-250，2008．
9) Medicare：Telehealth．2020. https://www.medicare.gov/coverage/telehealth
10) 日本遠隔医療学会〔編〕：テレメンタリング：双方向ツールによるヘルスケア・コミュニケーション．中山書店，2007．
11) 首相官邸：e-Japan戦略（要旨）．2001．
http://www.kantei.go.jp/jp/singi/it2/kettei/010122gaiyou.html
12) 首相官邸：未来投資会議．2016．
http://www.kantei.go.jp/jp/singi/keizaisaisei/miraitoshikaigi/
13) 内閣府：第5期科学技術基本計画．2016．
https://www8.cao.go.jp/cstp/kihonkeikaku/index5.html
14) 石橋信江，東ますみ・他：高齢慢性心不全患者のセルフモニタリングを促す遠隔看護介入モデルの実践と有用性の検証．日本看護科学会誌，38：219-228，2018．
15) 霜山真，佐藤大介：非侵襲的陽圧換気療法を受けている慢性呼吸不全患者の急性増悪予防を目的とした遠隔看護介入プログラムの効果．医療の広場，58：18-20，2018．
16) 亀井智子，山本由子・他：COPD在宅酸素療法実施者への在宅モニタリングに基づくテレナーシング実践の急性増悪および再入院予防効果—ランダム化比較試験による看護技術評価—．日本看護科学会誌，31 (2)，24-33，2011．
17) 尾崎果苗，加澤佳奈・他：糖尿病罹症患者に対する遠隔面談型セルフマネジメント教育と直接面談型教育の効果の比較：12ヶ月フォローアップ結果．日本糖尿病教育・看護学会誌，21：46-55，2017．
18) 佐藤大介：がん患者の術後合併症の増悪予防を目的とした遠隔看護システムの効果．日本遠隔医療学会雑誌，14：64-71，2018．
19) 熊田奈津紀：在宅療養患者の褥瘡ケアに対する遠隔看護コンサルテーション．日本遠隔医療学会雑誌，14：12-15，2018．
20) 厚生労働省：平成30年度 診療報酬点数医科：第2章特掲診療料：第2部 在宅医療：第2節在宅療養指導管理料：第1款在宅療養指導管理料－C103．在宅酸素療法指導管理料．2018．
https://www.mhlw.go.jp/file/06-Seisakujouhou-12400000-Hokenkyoku/0000196289.pdf
21) 厚生労働省：令和2年度診療報酬改定について．2020．
https://www.mhlw.go.jp/stf/seisakunitsuite/bunya/0000188411_00027.html
22) 保健師助産師看護師法．2014．
https://www.mhlw.go.jp/web/t_doc?dataId=80078000&dataType=0&pageNo=1
23) Food & Drug Administration（FDA）：Digital health．
https://www.fda.gov/medical-devices/digital-health

24) WHO：mHealth New horizons for health through mobile technologies：second global survey on eHealth.
https://apps.who.int/iris/handle/10665/44607
25) 日本遠隔医療学会編集委員会〔監〕：遠隔診療実践マニュアル　在宅医療推進のために.篠原出版新社，2013.
26) 日本遠隔医療学会：図説・日本の遠隔医療.2013.
http://jtta.umin.jp/pdf/telemedicine/telemedicine_in_japan_20131015-2_jp.pdf
27) Reynolds R, Dennis S, et al.：A systematic review of chronic disease management interventions in primary care. BMC Fam Pract, 19：11, 2018. doi: 10.1186/s12875-017-0692-3.
28) Carius C, Zippel-Schultz B, et al.：Developing a holistic competency model for telenursing practice: perspectives from telenurses and managers of telemedicine service centres, J Int Soc Telemed eHealth, 4：1-17, 2016.
29) Nagel DA, Penner JL：Conceptualizing telehealth in nursing practice: advancing a conceptual model to fill a virtual gap. J Holist Nurs, 34：91-104, 2016. doi:org/10.1177/0898010115580236.
30) Larson-Dahn ML：Tel-eNurse Practice: a practice model for role expansion. J Nurs Adm, 30：519-523, 2000.
31) The University of Queensland：Centre for online health. 2019.
https://coh.centre.uq.edu.au/
32) The University of Queensland Centre of Research Excellence in Telehealth：Centre of Research Excellence in Telehealth Final Report. 2019.
https://cretelehealth.centre.uq.edu.au/files/675/CentreResearchExcellenceTelehealth_FinalReport_DIGITAL.pdf
33) Kamei T, Yamamoto Y, et al.：Systematic review and meta-analysis of studies involving telehome monitoring-based telenursing for patients with chronic obstructive pulmonary disease. JJNS, 10：180-192, 2013. doi:10.1111/j.1742-7924.2012.00228.x
34) Pekmezaris R, Tortez L, et al.：Home Telemonitoring In Heart Failure: A systematic review and meta-analysis. Health Aff（Millwood），37：1983-1989, 2018. doi：10.1377/hlthaff.2018.05087
35) Yun JE, Park JE, et al.：Comparative effectiveness of telemonitoring versus usual care for heart failure: a systematic review and meta-analysis. J Card Fail, 24：19-28, 2018.

 6-2 病院看護における情報システムの活用例

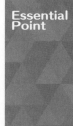
Essential Point

- システム化する目的は，チーム医療を安全に推進するために患者情報を共有することである．
- システム化するメリットは，蓄積されたデータの2次利用が可能となることである．
- 業務系システムに対し，大量の蓄積データから有用な知見を得るための情報系システムとしてDWHが開発・普及している．
- 急性期入院医療にDPC（診断群分類）による包括評価方式が導入された．
- 看護情報の2次利用は，病院経営分析のうえからも重要である．

　コンピュータを利用してシステム化する目的は，**チーム医療**を安全に推進するために患者情報を共有することであり，そのメリットは蓄積されたデータの2次利用が可能となることである．それを実現するために必要不可欠な要素は用語をはじめとする**標準化**であり，大量データを迅速に処理できるOLAP（online analytical processing）ツールの活用である．病院業務で発生したデータを処理する業務系システムに対して，大量データを元に抽出や分析，比較などを行って，計画立案や意思決定などのために有用な知見を得るために構築されたデータベースが，**データウェアハウス（data warehouse：DWH）**であり，業務系システムに対して情報系システムと位置づけられて

いる.

　一方，わが国においては，2003 年 4 月から急性期入院医療に **DPC（Diagnosis Procedure Combination：診断群分類）** が導入され，包括評価による支払いが開始された．DPC の必要性は，①病院の標準的な情報を開示すること（情報の透明性），②それを患者に説明する義務（説明責任）がある，という点にある．また，その本質は，質の高い効率的な医療提供体制と国民の安心のための基盤づくりの一環として開発，導入されたツールであるということである．DPC 導入病院においては，病院情報システムに蓄積されている大量データの分析が，医療資源の投入量という標準的な尺度を用いて行えるようになり，臨床研究，医療品質管理，戦略的経営管理，地域疾病管理などの面で多くの成果をあげるようになった．

　本稿では，看護情報の 2 次利用について，上述した DWH，DPC などの標準的なツールを活用した具体的な例を，**病院経営分析** や **働き方改革** の視点も交えながら述べる．

6-2-1　看護情報の 2 次利用

Essential Point

看護情報の 2 次利用
- 看護ケアの見える化
　単純に看護行為ごとの統計や看護ケアを提供した患者数の集計では，看護ケアの見える化を達成することはできない．ここに看護情報の 2 次利用の特殊性がある．
- 2 次利用を意識した仕組みづくり
　とりあえず入力しておけば後でなんとか利用できるだろうという安易な取り組みでは，看護情報の 2 次利用の成果は期待できない．

1. 看護ケアの見える化

　看護量の算定にはじまった **看護ケアの見える化（可視化）** は，古くて新しい課題として，長く看護界で取り組まれてきた命題と言える．病院情報システムの導入により，大量の看護情報が蓄積されるようになり，さらにほかの職種が入力したデータとの複合利用も容易にできる環境が整備されるようになった．また，ベッドサイド端末の改良・普及やバーコードスキャナなどのマン・マシンインターフェイスの応用によって，より簡便かつ迅速にデータ入力が行えるようになり，看護情報は加速的な勢いで収集，保存されるようになった．とくに，電子カルテシステムの導入により，看護目標に基づいた看護計画，それらに対する実施記録など，看護記録全般にわたる電子化が進んでいる．さらに最近では，医師の指示とそれに対する実施の記録によって，医事会計に至る一連の過程が電子化され可視化できるようになった．

　このように日常看護を展開しながら大量の看護情報が得られるようになったが，2 次利用を行うためには，システム構築の際に「2 次利用を意識した仕組みづくり」が不可欠である．これは，看護情報の 2 次利用が，看護ケアの見える化という茫漠とした要素を定量化することを目的としているからである．したがって，単純に看護行為ごとの統計や看護ケアを提供した患者数の集計で

は，看護ケアの見える化を達成することはできない．ここに，看護情報の２次利用の特殊性があると言える．

2. ２次利用を意識した仕組みづくり

「２次利用を意識した仕組みづくり」の最も基本的なアプローチとしては，**看護マスタ**の工夫であろう．一例として筆者らが取り組んでいる鹿児島大学病院の電子看護記録システムを紹介する．

鹿児島大学病院の看護システムは，厚生労働省が基準化を行った看護度を独自に細分化し，看護度分類鹿児島大学版を開発し1987年より活用してきた[1]．また，2007年には分類体系を見直し，患者の入院目的および患者状態による患者分類法と看護度をリンクし，看護計画および実施記録の入力データを用いて患者に提供した直接看護ケアの定量化を可能とする仕組みを構築した（2007年度鹿児島大学版看護マスタ）[2]．2007年度看護マスタの患者分類法は，手術目的，手術を伴わない治療目的，検査・教育入院目的，分娩目的の４つの入院目的に大別され，それぞれ患者タイプを分類した．また，患者状態ごとに最低限提供する看護ケア，観察，測定頻度，所要時間とともにマスタにセットされており，そのセットに患者特性に応じて必要な項目を追加することにより，看護計画が立案され，実施記録の入力ができる（**図6-5**）．個々の看護行為名称については，日本看護協会・看護業務区分法の５分類のうち間接看護を除いた４分類を用いた（**表6-1**）．さらに，タ

図6-5 計画された看護行為と実施を入力した経過記録

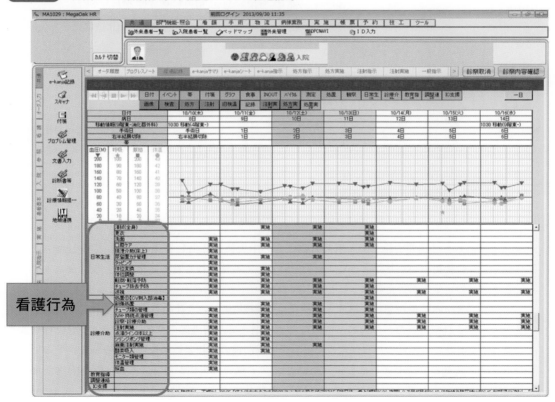

表 6-1 直接看護ケア分類の階層構造〜日本看護協会・看護業務区分法〜

日常生活援助	A：清潔		入浴，シャワー浴（17項目）
	B：食事		食事介助（4項目）
	C：排泄		ベッド上排泄介助（14項目）
	D：移動		輸送（5項目）
	E：ベッド上動作		体位変換（3項目）
	F：安楽		体位変換（11項目）
	G：与薬		服薬介助（9項目）
	H：環境整備		ベッドメイキング（3項目）
	I：安全の確保		感染予防（4項目）
	J：リハビリ		歩行訓練（12項目）
治療・診察の補助・介助	K：分娩介助		分娩介助（3項目）
	L：救急蘇生に関する援助		救急蘇生術（1項目）
	M：終末期看護処置		死後の処置（1項目）
	N：診察・治療の介助		創傷処置（11項目）
	O：呼吸・循環・体温管理		人工呼吸器管理（8項目）
	P：検査		採血（5項目）
	Q：測定		体温，脈拍（21項目）
	R：観察	呼吸器・循環器・etc	呼吸音，腰痛（94項目）
教育・指導・相談			入院時オリエンテーション（18項目）
調整・連絡			WOC，NST（8項目）
インフォームドコンセント			手術前後説明（4項目）

イムスタディを2週間実施して，看護行為ごとの中央値を算出し看護マスタに設定した．このようなマスタの仕組みづくりによって，看護記録として蓄積される看護情報から，システム上での直接看護ケアの定量化が行えるようにした（図6-6）[3]．

　その後，チーム医療が急速に進み，病棟には**多職種協働**という仕組みが構築され入院期間が加速度的に短縮されていった．さらに，看護補助者も増えて，看護師の**タスクシフティング**を行うようになってくると，ケア量の可視化だけでは看護の専門性の情報発信にならなくなった．そこで，次なる看護マスタのコンセプトとして，2018年にケア量の可視化から「アセスメントを構造化して蓄積する」という目標を掲げた．また，DPCの普及により入院目的が明確となり，疾患や術式，

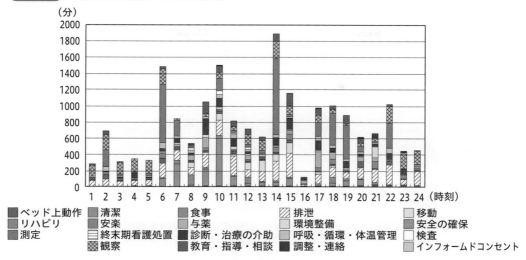

図 6-6　病棟ごとの直接ケアの日内分布

表 6-2　アセスメントを構造化した看護計画マスタ

例：結腸の手術を受けた患者（手術日）

No	ケア行為名称	アセスメントの視点	
2	SpO₂	呼吸状態の維持・改善を図る	
3	不眠の程度	睡眠状態の維持・改善を図る	ストレスマネジメント
4	腹部膨満感	消化器症状の改善を図る	何（ケア）を（提供）する
5	腸蠕動音	消化器症状の改善を図る	
6	排ガス	消化器症状の改善を図る	
7	悪心	消化器症状の改善を図る	
8	嘔吐	消化器症状の改善を図る	
9	皮下気腫	創状態の改善を図る	何のために（ケアを提供）する
10	創部痛	創状態の改善を図る	
11	創部出血	創状態の改善を図る	
12	創部発赤	創状態の改善を図る	

医療安全上のリスクごとに看護計画を立案することの合理性が高まった．アセスメントの分類法については，日本医療情報学会の課題研究会において検討されたアセスメントの視点の大分類（身体，精神，社会，信念）と 30 種類のアセスメントの視点を利用した．**表 6-2** に示すように，アセスメントを構造化して蓄積していくことを目的とする看護マスタを用いると，SpO₂ の測定は何のためにするのか，それは患者さんの呼吸状態の維持改善を図るためだ，というアセスメントに基づく行為であるという根拠が蓄積されていく．「どのようなケアを提供するか」という視点ではなくて，「何のためにこのケアを実施するのか」というデータが蓄積されていくのである（鹿児島大学版 DPC 対応看護計画マスタ）[4]．

　看護情報の2次利用については，大量データの収集・蓄積を可能とする病院情報システムの導入が絶好の機会となる．しかし，とりあえず入力しておけば，後でなんとか利用できるだろうという安易な取り組みでは，その成果は期待できない．どのような2次利用を行うかという前に，「何をどのように変えたいのか」，そのために，「誰に」「どのように」情報を見せたいのかという明確な目的意識がなくては，看護情報の2次利用は実現しない．

6-2-2　チーム医療と医療安全の推進に不可欠な指示のシステム化

Essential Point

チーム医療と医療安全の推進に不可欠な指示のシステム化
- 電子指示システム開発が遅れた背景
  診療の高度化・専門化に伴い，指示の内容も複雑多岐にわたり，その量も加速的に増加．
  病院業務の標準化，および医師・看護師間における指示に対する役割分担の明確化の遅れ．
- 電子指示システムの体系化
  指示の標準化の徹底を図ったうえで電子化することで，医療安全の向上につながる．

1. 指示システム開発が遅れた背景

　医療安全など医療の質保証の点から，チーム医療の推進はきわめて重要な要素である．

　チーム医療を安全に進めるために欠かせないのは，医師の指示が正確・迅速に伝達され，確実に実施され，それぞれの行為が記録に残ることである．診療の高度化・専門化に伴い，指示の内容も複雑多岐にわたり，その量も加速的に増加している．しかし，これまでの病院情報システム開発の過程において，電子指示システム開発はとりわけ遅れていた．その原因として考えられる点には，以下の5つがあげられる．①指示の範囲が多岐にわたり，分類整理できていない．②「医師の指示に基づいて」という原則がシステム上遵守できない場合があり，その場合の遡及方法がむずかしい．患者急変時など医師の「口頭指示」でとりあえず実践した場合，その後，指示入力や実施入力を遡及して行わなければならない．③オーダに対する医師の意識が，物（薬剤や採血用試験管など）を取り寄せるという発想に近い．従来指示の代行として利用されてきたオーダデータではあるが，オーダと指示の内容が一致していない場合がある．④看護職が指示のワークシートによる運用から脱却できず，オンライン指示画面による運用に移行できない．⑤指示のシステム化を最も困難にしている原因は，病院業務の標準化，及び医師，看護師間で指示に対する役割分担の明確化が遅れている点にある．課題が明らかになれば，必ず解決していけるものである．今後，紙（ワークシート）運用から電子指示システムへの移行が急速に進むものと予測される[5]．

2. 電子指示システムの体系化

　図6-7は，当院の電子指示システムの体系である．薬剤に関する指示は，まず定期的に投与する治療目的の薬剤と，疼痛時・発熱時などの条件に基づいて投与される薬剤に分けた．次に，検査・画像・輸血オーダについては，オーダに詳細指示が付与されるため，オーダ連携指示として分類した．リハビリ・診療予約・手術・処置オーダについては，オーダそのものを指示に用いることができる．最後にオーダに関連のない，すなわち医事連携を考慮する必要のないものを一般指示とした．この一般指示に診療科独自指示が多く，指示の遂行上問題が多かった．そこで，一般指示のシステム化に際しては，前述した直接看護ケア分類の階層構造を参考にして，看護の視点で分類・体系化を図り，小分類の指示テンプレート作成を看護部門で行った（**表6-3**)[6]．

　看護師がログイン後患者を選択すると，勤務時間帯が考慮されたe-kanja指示画面に遷移する（**図6-8**)．患者ごとの指示が一覧できる画面である．画面は上下に2分割され，上段は予定，下段は実施済みを示すようになっている．指示の表示方法は，「注射」「処方」「オーダ連携指示（輸血・検体検査・放射線・生理・食事)」「処置」「一般指示」「血糖測定・インスリン皮下注射指示」「必要時指示（包括的指示)」に区分されている．予定された指示が実施されると，「予定エリア」から「実施済みエリア」に表示が遷移することにより，指示の実施状況の確認が容易となり，さらに「実施漏れ」「実施忘れ」が防止できるようになった．

　図6-9は，ベッドサイドにおいて，オンライン画面（**図6-10**)で注射指示の確認を行った後に，患者誤認を防止するために，患者のリストバンドと注射薬のバーコードをスマートフォンで読み取ってダブルチェックを行っている風景である．この実施入力によって，看護記録に実施者の氏名・日時とともに実施の記録が残り，さらに医事会計に実施データが反映する仕組みになっている．

図6-7　**電子指示システムの体系**

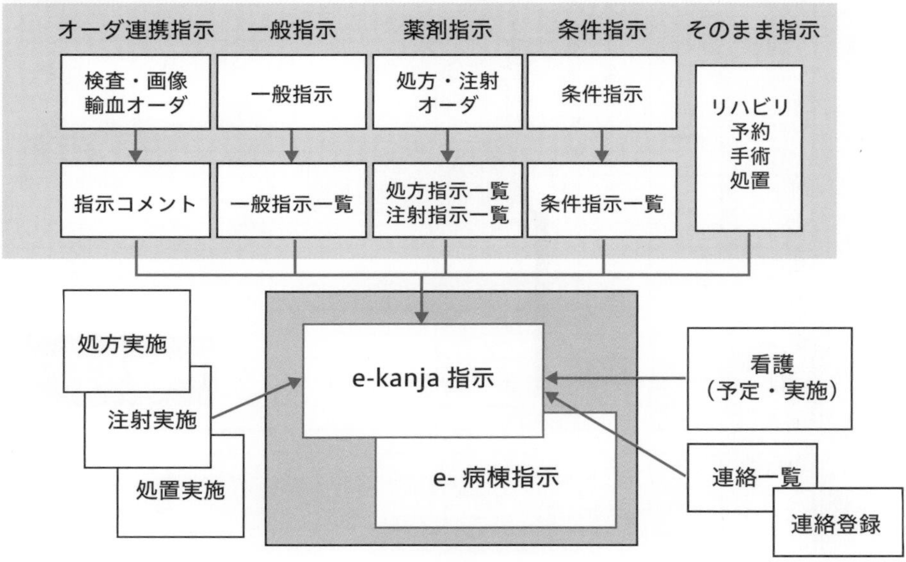

表 6-3　一般指示の分類・体系化

大分類	中分類	小分類
療養の世話	日常生活（ADL）	■安静度 ■移動・移送 ■食事 ■排泄 ■清潔
診療の補助	測定・観察	■バイタルサイン ■尿量 ■尿比重 ■蓄尿 ■IN・OUT バランス ■身体測定（体重・腹囲等） ■症状観察
	必要時指示	■体温 ■脈拍（心拍） ■血圧 ■呼吸 ■尿量 ■血糖異常 ■症状
指導	指導・教育 リハビリ	■指導・教育 ■リハビリ
調整	連絡等	■病状説明 ■他施設受診 ■注意事項 ■その他（連絡事項等）

図 6-8　e-kanja 指示画面

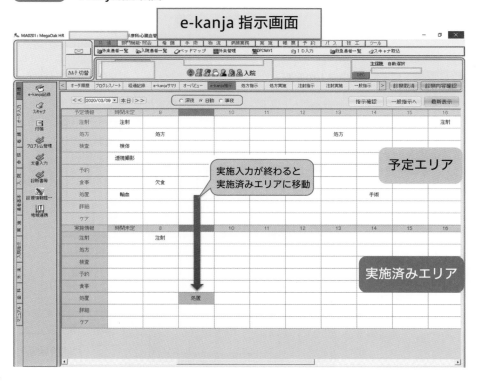

図 6-9　PDA（スマートフォン）を用いた患者誤認防止のための入力

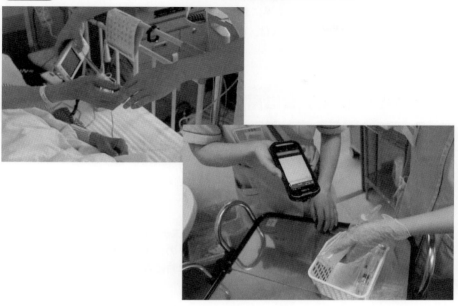

図 6-10　注射指示画面

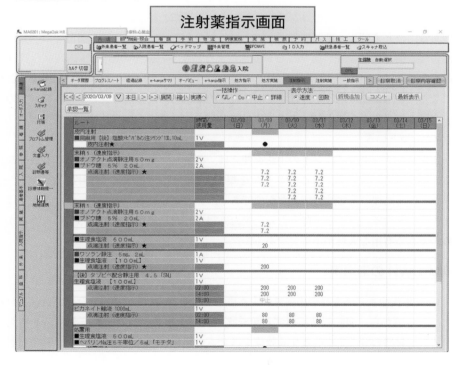

医療の現場では**リスクマネジメント**に関する取り組みが遅れており，2000年以降に本格的な取り組みを始めた．その際に，ほかの産業界における事故の再発防止策から「標準化」を学んだ．当院における電子指示システムの開発導入は，指示の標準化の徹底を図ったうえで運用を開始したため，インシデントの激減につながった．

6-2-3 病院情報システムに蓄積された大量データの分析・活用

Essential Point

病院情報システムに蓄積された大量データの分析・活用
- DWH（data warehouse）とは
  定義：意思決定のため，目的別に編成され，統合された時系列で，削除や更新しないデータの集合体
- 病院DWHの活用例
  オーダエントリシステムの拡充や物流システムの導入により，病院経営に資するデータの提供が不可欠となり，データの見える化がより重要となった．これらのデータ収集・管理のおもな担い手は看護部門である．

1. DWHとは

　DWH（data warehouse）は，「意思決定のため，目的別に編成され，統合された時系列で，削除や更新しないデータの集合体」と定義されている（William H. Inmon）[7]．膨大なデータの保存，検索を可能とする高性能のコンピュータや高速通信網の普及により，いろいろな業界で導入されつつある．たとえば，大量の売り上げデータのなかから，従来の単純な集計では明らかにならなかった各要素間の関連を洗い出すことができるようになった．その結果，「A商品を買う人は，次にB商品を買うことが多い」など，隠れていた有益な知見，傾向，相関関係を見出すことができるようになり，さらに売り上げを伸ばすための戦略的な情報活用へと発展していった．このように，ある一定以上の品質を有したデータを探索的に分析して，新たな知見や関連性を発見する手法を**データマイニング**という．

　しかし，データマイニングの手法を使えば，蓄積したデータから自動的に有益な知見が発見できるというものではない．分析のレベルを規定するのは，データの信頼性，さらに**データクレンジング**などの前処理の適切性といったものであり，データの質を一定以上にしたうえではじめてさまざまなデータマイニングが可能となる．また，得られた結果が意味のあるものであるかどうかの見極めができる有用な人材が不可欠である．

2. 病院DWHの活用例

　1990年代頃より医療経済の疲弊による影響を受けて，病院経営の健全化が意識されるようになった．この頃から，病院経営に資するデータの提供が重要となり，オーダエントリシステムの拡充や，診療材料の管理を中心とする物流システムの開発・導入が進められた．診療材料の管理は看護部門が担っている場合が多く，物流システム導入に際しても，看護部門が中心的な役割を果たして

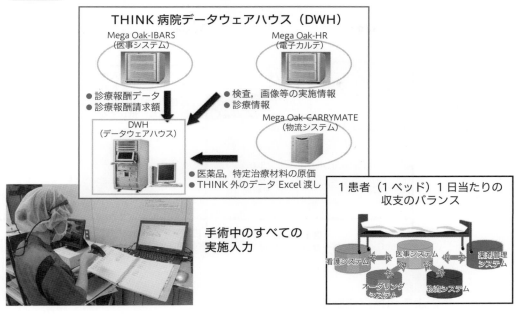

図 6-11　"見える化"に徹したシステム開発

いる医療機関が少なくない．また，当院においては，物流システムを発展させ，手術中に使用したすべての薬剤，診療材料，検査，処置を実施入力するシステムを導入し，院内で発生するデータの「見える化」に徹したシステム開発へと進めていった（図 6-11）[8]．

　このように，物流システムの導入当初は，デッドストックを解消し適正な在庫管理を実現することを目的としていたが，今日においては，原価管理や病院各部門の生産性の評価が必要となり，より詳細なコストデータを求める姿勢へと転換が図られるようになった．すなわち，収入管理を主体とする従来型の病院経営から，医業収入とそれに要したコストを把握し，損益を評価するという企業会計に近い病院経営へのパラダイムへ変換したと言える[9]．

6-2-4　標準的なツールを用いた病院経営情報の分析

Essential Point

標準的なツールを用いた病院経営情報の分析

● 診断群分類による包括評価制度
DPC は，病院医療における診療サービスの評価プロセスのなかで，臨床的な判断に加えて，人的資源や物的資源など医療資源の必要度から，各患者を統計上意味のある分野に整理する方法
● DPC と DWH の活用による病院経営情報の見える化
DPC という共通の指標を用いて，これまで医療機関にばらばらのかたちで存在していた情報を標準化し，DWH を利用して大量データの解析を行うことで医療の質の向上や病院管理の効率化に寄与できるようになった．

図6-12　入院期間別1日当たり点数の設定方法（一般的な診断群分類）

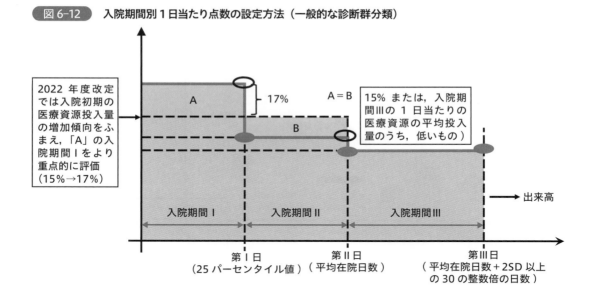

1. 診断群分類による包括評価制度

　米国の **DRG（Diagnosis Related Group：診断群分類）** を参考に診断群分類の導入を行った欧州諸国の多くは，DRG を病院医療サービスに関する情報の標準化と透明化のために使用している．わが国における包括評価制度の導入は，欧米諸国に比べて遅く，2003 年に日本版 DRG である DPC（Diagnosis Procedure Combination）による包括支払い方式が特定機能病院に導入され，その後一般病院にも拡大適用されていった．

　DPC 開発にあたっては手間のかかり具合の均一性という視点から，手術の有無およびその種類，併存症・合併症の有無，あるいは入院目的等が分類の変数として採用された．診断名に関しては **ICD-10（International Statistical Classification of Diseases and Related Health Problems：国際疾病分類）** を，手術に関しては診療報酬点数表のコードである K コードを使用している．

　診断群分類ごとの1日当たり点数は，在院日数に応じた医療資源の投入量を適切に評価する観点から在院日数に応じて3段階に設定されている（**図6-12**）．2010 年 12 月以降，診断群分類に基づく支払い方式として，**DPC/PDPS** という名称が用いられるようになった．「PDPS」とは，Per-Diem Payment System のことであり，「1日ごとの支払い方式」を意味する[10]．

　現在，急性期医療においては，DPC という共通の指標を用いて，これまで医療機関にばらばらのかたちで存在していた情報を標準化し，それを透明化することで医療の質の向上や病院管理の効率化を図ることが目指されている．看護情報についても，DPC を活用して医療資源としてのケア量の差異や看護マンパワーに関する研究が進むようになった．

2. DPC と DWH の活用による病院経営情報の見える化

　当院においては，1998 年以降 DWH 技術を応用し病院経営分析支援システムを開発し，1 患者ごと・1 入院履歴・1 日ごとの収支状況を，オンラインで参照できる機能を開発してきた．さらに，

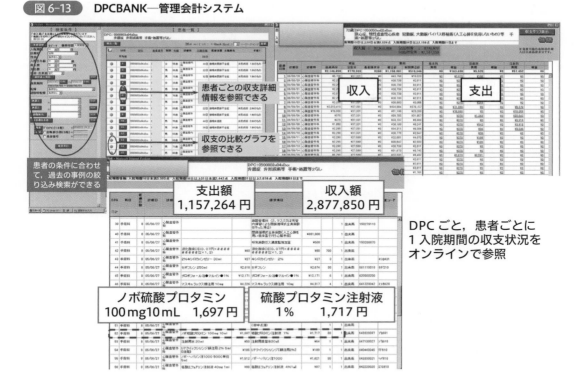

図6-13 DPCBANK—管理会計システム

2003年からDPCが導入され，医療資源の投入量という尺度が用いられるようになったため，DPCを利用して，オンライン画面で1入院ごとの収支が参照できる機能を開発した（DPCBANK）（図6-13）．DPCごとにフィルタリングし，さらに，項目ごとに**ドリルダウン**して，集計される前の個々のデータ参照も可能である．本機能は，収支の把握のみならず，適切な入院期間内でより少ない医療資源の投入により効果を上げた症例（ベストプラクティス）の抽出ができ，**クリニカルパス**作成のひな型として参照されている．

6-2-5 地域包括ケア時代の看護情報の継続性の保障

Essential Point

地域包括ケア時代の看護情報の継続性の保障

- 看護業務の効率化と看護記録
「働き方改革」における看護業務の効率化は，記録時間による超過勤務を解決していくことであり，ICTの活用に期待が高まっている．
- ICF（International Classification of Functioning, Disability and Health：国際生活機能分類）の活用
ICFの目的は"生きることの全体像"を示す「生活機能モデル」を共通の考え方として，さまざまな専門分野や異なった立場の人々の間の共通理解に役立つことを目指している．

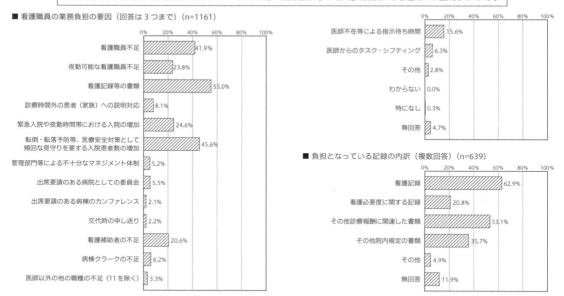

図6-14　看護職員の業務負担の要因

○看護職員の業務負担の要因は「看護記録等の書類」が多い.
○記録のうち特に負担となっているのは，看護記録や診療報酬に関連した書類である.

■ 看護職員の業務負担の要因（回答は3つまで）（n=1161）

	%
看護職員不足	41.9%
夜勤可能な看護職員不足	23.8%
看護記録等の書類	55.0%
診療時間外の患者（家族）への説明対応	8.1%
緊急入院や夜勤時間帯における入院の増加	24.6%
転倒・転落予防等，医療安全対策として頻回な見守りを要する入院患者数の増加	45.6%
管理部門等による不十分なマネジメント体制	5.2%
出席要請のある病院としての委員会	5.5%
出席要請のある病棟のカンファレンス	2.1%
交代時の申し送り	2.2%
看護補助者の不足	20.6%
病棟クラークの不足	6.2%
医師以外の他の職種の不足（11を除く）	3.3%
医師不在等による指示待ち時間	15.6%
医師からのタスク・シフティング	6.3%
その他	2.8%
わからない	0.0%
特になし	0.3%
無回答	4.7%

■ 負担となっている記録の内訳（複数回答）（n=639）

	%
看護記録	62.9%
看護必要度に関する記録	20.8%
その他診療報酬に関連した書類	53.1%
その他院内規定の書類	35.7%
その他	4.9%
無回答	11.9%

【出典】R2年度診療報酬改定の結果検証に係る特別調査「医療従事者の負担軽減，医師等の働き方改革の推進に係る評価等に関する実施状況調査」

1. 看護業務の効率化と看護記録

　国策として「**働き方改革**」が推進されるようになり，看護においても業務の効率化を達成するよう求められている．看護業務の中で最大の問題になっているのが記録時間による超過勤務であり，長い間解決できずに今日に至っている．リスクの高い高齢患者が増えていくなかで，安心安全な医療提供のために，予見の義務や結果回避義務に関する記録量が増え，診療報酬とも結びついて，看護職は施設基準を満たすための記録に追われている．令和2年度診療報酬改定の結果検証に係る特別調査「医療従事者の負担軽減，医師等の働き方改革の推進に係る評価等に関する実施状況調査」によると，看護職員の業務負担の要因としては「看護記録等の書類」が55.0%で最も多く，そのなかの負担となっている記録の内訳としては，「看護記録」が62.9%，「看護必要度に関する記録」が20.8%，「その他診療報酬に関連した書類」が53.1%，「その他院内規定の書類」が35.7%であった（**図6-14**）[11]．これほどの記録時間を費やしながら，電子カルテの看護記録のなかから看護必要度調査のためのデータが自動抽出できずに今日に至っているという現実は，看護記録のなかに構造化された情報が少なく，また，すべての医療機関で同じ評価の視点で記載されている情報が少なかったことによるものである．

2. ICFの活用

　これまでの反省をふまえ，今後看護職が取り組むべき情報として，**ICF（International Classification of Functioning, Disability and Health：国際生活機能分類）**に準拠した評価指標を用いて，患

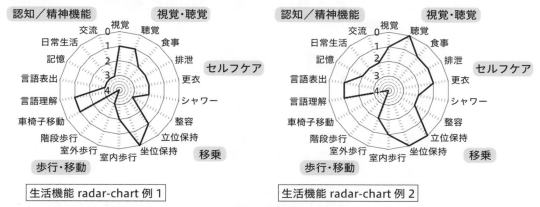

図 6-15　個人の生活機能のレベルの可視化

生活機能 radar-chart 例 1　　　　生活機能 radar-chart 例 2

（0：完全自立，1：自立，2：なんとかできる，3：ぎりぎりできる，4：できず）

　者や地域住民の生活機能評価のおもな担い手となることである．急性期から慢性期，在宅まで患者の身心および生活能力のレベルを同一の基準で評価することによって，看護の継続性の保障につながると考える（図6-15）．ICF は 2022 年以降に実装が予定されている次期国際疾病分類 ICD-11 に含まれる機能で，実臨床における活用について検討が開始されている [12]．

　超高齢社会となって，複数疾患を抱えつつ生活する個人が多数存在する社会においては，個々人の疾患群が何であるかとあわせて，その個人の生活機能レベルが可視化されることが，個人の健康管理において必須である．地域包括ケア時代を迎え，看護師は患者の生涯を通じて全人的に看ることを掲げて活動を展開している．看護の専門性を情報発信していくなかで，患者の生活機能であるICF のおもな評価者となることを期待したい．

引用文献

1) 宇都由美子，栗木聖子・他：「看護量測定」からみる看護の未来「看護量測定」の実際看護度を用いた看護量測定の実際と今後の課題．看護展望，24：43-48，1999．
2) 鳥越千秋，向窪世知子・他：看護度分類鹿児島大学版を活用した看護システム開発．日本医療情報学会看護学術大会論文集，9th：137-140，2008．
3) 宇都由美子，村永文学・他：看護度による看護ケア量の重みづけと DPC．医療情報学連合大会論文集，26th：795-796，2006．
4) 宇都由美子，花原康代・他：ケアの実施データの二次利用による持続可能なケア計画の見直しツールの開発とその評価．医療情報学連合大会論文集，37th：695-697，2017．
5) 宇都由美子，道園久美子：医療安全-最新 IT の有効性を検証する 活用効果を臨床面から実証する 病院業務のシステム化における医療安全上の課題 電子化による指示の標準化と病床の安全な有効活用．新医療，42：128-132，2015．
6) 鳥越千秋，宇都由美子：医療安全とチーム医療を推進する電子指示システムの開発と課題-オーダや部門システムと連携していない指示の標準化-．医療情報学連合大会論文集，33rd：506-509，2013．
7) Inmon WH：Building the Data Warehouse, 4th Edition, Wiley, 2005.
8) 宇都由美子：情報システムとの関連-DPC を有効活用した収支管理の見える化-．病院設備，52：49-52，2010．
9) 宇都由美子，岩穴口孝・他：病院経営を支える直接・間接生産部門の生産性評価の指標に関する研究．日本医療情報学会看護学術大会論文集，16th：59-60，2015．
10) 一般社団法人日本医療情報学会医療情報技師育成部会〔編〕：医療情報第 7 版医療情報医学・医療編．2.1.4　保険診療制度の仕組み．p30，篠原出版新社，2022．
11) 中医協：総-1-2　3.7.21　個別事項（その 1）働き方改革の推進．
http://www.mhlw.go.jp/content/12404000/000808922.pdf
12) 厚生労働省：第 1 回社会保障審議会統計文科会生活機能分類専門委員会参考資料．ICF（国際生活機能分類）-「生きることの全体像」についての「共通言語」-
https://www.mhlw.go.jp/stf/shingi/2r9852000002ksqi-att/2r9852000002kswh.pdf

6-3 ビッグデータ・IoT・人工知能と看護

6-3-1 ビッグデータと医療

Essential Point

- コンピュータの処理性能向上などを背景に，医療も含めて日々，大量のデータが発生している．
- 日本においても NDB や MID-NET をはじめ，各種学術団体主導での大規模医療データベースが構築・運用されている．
- 医療ビッグデータには，保健医療情報分野の標準規格（厚生労働標準規格）によるデータの標準化が欠かせない．
- ビッグデータを背景とした医療人工知能開発研究も盛んに行われている．

　いわゆる**ビッグデータ**とは，汎用のコンピュータ，データベースソフトでの取り扱いや処理が難しいほどのファイルサイズや件数があるデータについて使用される用語である．どのぐらいのサイズや件数ならばビッグデータと呼んでよいか，世界的に共有されている厳密な定義はない．日本国内でもすでに，パーソナルコンピュータやスマートフォン，タブレット端末など，人間 1 人当たり複数台のコンピュータを所有することが当たり前の時代となっており，コンピュータの処理性能やデータ通信技術が年々向上している．これらを背景に，交通系 IC カードでの交通機関の利用記録，電子マネーによる購入記録，日常のインターネット検索など，日常生活のさまざまな場面における人間のさまざまな行動によりデータが日々発生している．また人間の行動によるものではなくとも，たとえば気象データや公共ライフラインの監視データなど，センサー類によっても大量のデータが生み出され続けている．またこれからの時代はさまざまなデジタル機器が情報ネットワークに接続する，**モノのインターネット（Internet of Things：IoT）**の進歩によるデータの増加も予想される．

　他方，医療においてもコンピュータが普及している．国内で電子カルテを導入していない医療機関は多数存在しても，コンピュータをまったく導入していない医療機関はほとんど存在しないだろう．診療関連業務においてコンピュータを使用する範囲が広ければ広いぶん，発生するデータも多くなる．また紙媒体によって診療情報を取り扱っていた時代においては，法的保管期限を過ぎた場合に保管場所確保の関係で廃棄せざるをえなかったような診療記録も，医療機関内あるいは外部データセンターのコンピュータ内に保管し続けることができるようになっている．

　さて，国内での医療における最も規模の大きなビッグデータは，全国から診療報酬データを収集した，国によるレセプト情報・特定健診等情報データベース（NDB）[1] のデータである．少子高齢社会である日本の限られた医療資源を，より効果的に配分するための医療政策決定において，その価値は高まり続けている．また，独立行政法人医薬品医療機器総合機構が運営する，医薬品の副作用情報を早期検知するための複数医療機関のデータを蓄積する MID-NET [2] では，検体検査の数値などのような医療行為の結果に関するデータも，**保健医療情報分野の標準規格（厚生労働省標準規格）**である SS-MIX2 [3] という要素技術を用いることで蓄積している．ひとつの医療機関だけ見れ

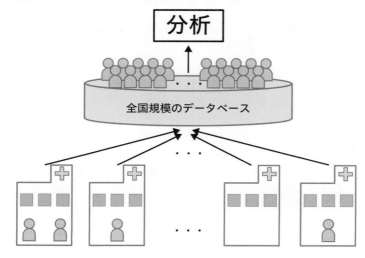

図 6-16　希少な疾患や副作用情報を収集して大規模データとして分析するイメージ

ばたいへんまれな疾患の症例，あるいは医薬品による副作用に関する症例でも，日本国中の医療機関からデータ収集することで，大規模なデータセットとしての分析が可能となる様子を図6-16に示す．そのほか学会などが主導する臨床医療データベースは増加しつつあるが，臨床における入力負担が過度に増大しては本末転倒ともなりかねないため，データベース運営関係者や情報システム関係者はバランスの確保に腐心している．

　ここで国内での法的側面について少し補足する．個人情報の保護に関する法律（個人情報保護法）により，臨床医療データの利活用には制限が発生する．たとえば個人識別情報を削除して匿名性を高めなければならないことがネックとなって，出自が異なるデータ同士を結合することもままならず，同じ患者についての異なる医療機関における受診経過の時系列での整理すらできない場面が多々ある．このような制限を改善するために2018年5月，**医療分野の研究開発に資するための匿名加工医療情報に関する法律（次世代医療基盤法）**が施行され，国が認定した事業者が医療データを匿名化しないままの状態で収集し，匿名加工して第三者に配布することが可能となった．個人情報保護法は第三者へのデータ提供に関してはほかの法律によるルールが優先されるため，次世代医療基盤法により医療ビッグデータを利活用できる可能性がさらに広がった．

　ビッグデータを背景として**人工知能**分野での進歩も著しい．われわれが日常的に使用しているインターネット検索，話しかけて操作するスマートアシスタント，動画サービスの自動字幕表示機能，顔を識別してフォーカスするカメラ機能など，日常で大きな恩恵を受けている．このような人工知能の開発手法には大きく分けて2つある．1つ目はデータの内容に応じて人間が処理ルールを記述するもの，2つ目は大量のデータからパターンを発見するものである．後者のデータからパターンを発見する手法においては，近年 Deep Learning という技術による成果が著しいが，パターンを発見する手法には，正解付きのデータが大量に必要となる．正解付きデータとはたとえば，「患者 A のレントゲン画像のこの部分に異常がある」という説明つきの画像データや，「患者 B は空腹時血糖値が 150 mg/dL で HbA1c が 7.0 % であり，2 型糖尿病と確定診断されている」という検査結果と診断名がセットになったデータが該当する．なお，本稿末尾に〈2024 年版補遺〉

として看護分野における人工知能研究の実際例について紹介した.

6-3-2 ビッグデータと看護

Essential Point

- 看護は,「DPC 導入の影響評価に係る調査」に関する H ファイル（重症度,医療・看護必要度）を筆頭に,医療ビッグデータの創出にたいへん貢献している.
- 看護における唯一の保健医療情報分野の標準規格（厚生労働標準規格）である,「看護実践用語標準マスター」のさらなる活用が期待されている.
- モノのインターネット（IoT）の発展により,看護に身近な体温計などの測定機器や,輸液ポンプなどの医療機器由来のデータ収集・連携も,具体的な実装や研究が進められている.

表 6-4 に,看護に身近なデータの量的な扱いやすさを示す.「DPC 導入の影響評価に係る調査」によるデータ（DPC データ）の様式1の項目や,H ファイル（**重症度,医療・看護必要度**）など,

表 6-4 看護に身近な臨床データの特徴と使いやすさの例

使いやすさ	種類	特徴
◎	重症度,医療・看護必要度データ	国内において看護職が臨床現場で入力するデータのうち,最も標準化されたデータ.現場での監査が比較的しっかり行われているのでデータの品質が高く,単施設においても件数を確保しやすい.ただし診療報酬上の要件から,患者の状態をより重症にスコア付けしてしまう潜在的なバイアスが存在する.
◎	レセプト / DPC データ	レセプトとは診療報酬明細書のことで,DPC 制度は急性期入院医療対象の診療報酬の包括評価制度のこと.いずれも診療報酬制度に基づく医事会計に関するデータであり,看護に関する分析においてもたいへん重要なデータ源である.国が主導して大規模なデータベースを構築し,日本の医療政策決定やエビデンスの創出に活用されている.
○	処置 / 看護指示・実施入力データ	入院患者のほぼ全員に入力されるため,件数を確保しやすく,診療報酬が発生しないような看護行為に関するデータも収集できる.指示に対する実施入力が徹底されていると,看護の可視化に活用しやすい.
△	人事 / 勤怠管理データ	看護師の勤務シフト調整や配置に関する加算などの診療報酬算定に用いられることから,管理者にとっては日常業務において身近なデータ源である.看護師の経験年数やキャリアに関するデータを患者データと突合することで,看護師のスキルを考慮した看護の品質の評価分析も可能となる.
△	看護記録データ	定量的な分析にも定性的な分析にも用いることができるが,自由記載の記録を定量的に分析する場合は自然言語処理技術が必須となる.また記録用の項目セット・テンプレートを整備し,記録選択肢は標準マスターなどを用いて標準化することにより定量的に分析しやすくなる.

臨床で看護職が入力したデータが元となっているデータは数多くあり，看護は医療ビッグデータの作成に非常に貢献している．ただし，看護に関する知的処理や業務負荷軽減に役立つ前述のような人工知能をつくり出すには，正解データとなりうる看護に関するアウトカムを掲載したデータが必要となる．残念ながら現在のところ，国主導や学会主導による看護を目的とした単独の大規模データベースは国内に存在しない．

　ところで重症度，医療・看護必要度データの特徴は，なんといっても入院期間の毎日の患者に提供された医療とケアの詳細が，国内において統一された表現，統一された解釈で入力されていることである．現場には品質維持のための相応の負担がかかっているが，看護が生み出しているたいへん重要なデータである．まだ研究レベルの実績ではあるが，看護における大規模データを用いた人工知能の構築・評価に関する事例をひとつ紹介する．筆者らの研究チームは，重症度，医療・看護必要度データの，ほぼすべての入院患者について日々の状態・処置・ケアの記録が統一的な表現で記録されているという特徴を利用し，単施設ながら約 45,000 患者のデータを基に，日々変化する患者の転倒リスクを判別する，広い意味での看護における人工知能を構築し性能を評価した[4]．この人工知能の使用によって最新の患者状態に基づいたアセスメントが可能となり，患者状態の評価から実際の転倒発生までに時間が経ってしまっているために入院時点の評価には意味がない，という，臨床現場での課題解決につながる研究結果を得ている．

　ここで，看護必要度以外のデータについては，どのようにしたら臨床看護におけるデータを大規模データへと育てられるのかを考えてみる．データはただ大量に集めればよいのではなく，少なくとも集計するためには表現が揃っている必要がある．たとえば，医師が付ける病名（診断名）のように，看護においても診断名を付与するという考え方が存在する．医師による診断名が国際的な決まりに則って国内での表現方法を厳密に決められ，診療報酬制度のなかに組み込まれているのとはまったく違い，看護における診断については日本国内では統一した表現は存在しない．したがって，全国の医療機関から不統一な状態の看護に関する診断名情報をただ集めただけでは集計もままならない状況にある．ところで診断名ではないが，看護において唯一厚生労働省標準規格となっている（5-2-2 参照），看護の観察結果や看護の行為を表現するための**看護実践用語標準マスター**[5]という用語集がある．この用語集を積極的に用いることで，個人間，病棟間，施設間での表現の統一を図っていくことが，これからの看護におけるビッグデータを生み出す素地となっていくと考える．公益社団法人日本看護協会が 2018 年に改訂発行した看護記録の指針[6]にも，厚生労働省標準規格の使用を推奨する記述がある．

　看護に関連するデータが発生するのは電子カルテからだけではなく，IoT によっても発生する．たとえば体温計や血圧計などのバイタルサイン測定機器のなかには，無線通信などによる情報システムとの連携機能を具備する商品も複数のメーカーから発売されている．看護における記録媒体は紙からコンピュータに変わってきたが，バイタルサインの測定結果を目で見て入力するという行為自体は大きく変わっていない．**図 6-17** は，医療機関内のコンピュータやデジタル対応機器が情報ネットワークを介してつながり，医療機関同士もデータ連係できる様子のイメージ図であるが，看護が関係する領域での IoT が進めば，体温や血圧ばかりではなく，輸液ポンプによる流量や総量が自動的に電子温度表に記録されたり，心電図モニタリングの要約情報が自動記録されたりなど，さまざまな恩恵を受ける可能性がある．

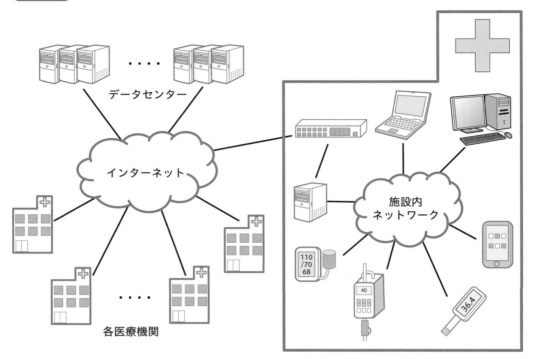

図 6-17　医療機関内のコンピュータやデジタル対応機器がつながり，医療機関同士もつながったイメージ

まとめ

　　最後に，今後看護においてビッグデータを活用するために整備すべき事項についてまとめる．医療に関する**リアルワールドデータ**は，レセプトデータや DPC データのように国の制度に則って集められるものがすべてではない．また看護が関心のあるアウトカムを含むデータの蓄積は看護職にしかできないため，看護職自身が主体的に，何の目的で，どのようなデータを，どのように集めるかを考え，大規模なデータベースを構築していく必要がある．また SS-MIX2 をはじめとした安定運用されている医療データ蓄積技術や，これから次々と登場するであろう新しい技術を用いて，モバイルデバイス，IoT，AI の利用により今後生じていく看護に関するデータを活用する必要がある．また同時に，直接サービスを提供する看護職も管理に携わる看護職も，新たな技術を積極的に活用することでコンピュータ作業に要する時間を短縮し，浮いた時間を看護を必要とする人たちと直接かかわる時間に充てられるよう，業界として取り組み続けなければならない．

引用文献

1）厚生労働省：レセプト情報・特定健診等情報の提供に関するホームページ．
　　https://www.mhlw.go.jp/stf/seisakunitsuite/bunya/kenkou_iryou/iryouhoken/reseputo/index.html （2023.8.17 参照）
2）独立行政法人医薬品医療機器総合機構：MID-NET（Medical Information Database Network）．
　　https://www.pmda.go.jp/safety/mid-net/0001.html （2023.8.17 参照）
3）一般社団法人日本医療情報学会：SS-MIX2 のページ．

https://www.jami.jp/jamistd/ssmix2.php（2023.8.17 参照）
4) Yokota S, Endo M, Ohe K：Establishing a Classification System for High Fall–Risk Among Inpatients Using Support Vector Machines. Comput Inform Nurs; 35：408–416, 2017.
5) 一般財団法人医療情報システム開発センター：看護実践用語標準マスターの概要.
https://www2.medis.or.jp/master/kango/koui/gaiyo.html（2023.8.17 参照）
6) 公益社団法人日本看護協会：看護記録に関する指針.
https://cmskoho.nurse.or.jp/nursing/home/publication/pdf/guideline/nursing_record.pdf（2023.8.17 参照）

▨ 2024 年版補遺 ▨

　ここでは，昨年度よりとくに注目されている，テキスト生成系 AI である ChatGPT について補足する．ChatGPT は，自然言語で質問を入力すると回答が出力されるインターネット上のサービスである．ChatGPT は，自然言語を処理するための大規模言語モデル（large language model：LLM）を基に構築されている．簡単に言うと，ある単語の次に来る確率の高い単語を予測する，ということを繰り返して文章を生成するという仕組みである．

　本稿執筆時点では，ChatGPT は 2021 年 9 月までのデータを基に構築されているため，時事関係の情報はとくに正しく回答できない．また，「ハルシネーション」という，一見もっともらしいが正しくない応答をすることがある（嘘をつくことがある）ため，出力結果を鵜呑みにしないことが重要である．ChatGPT には各種の制限や使い方のコツはあるものの，テーマや条件を入力することでアイデアを出力させるなど，有効な活用方法は多々あり，「相談相手」[1] とすることが現時点では better だと考える．

　医療分野など命にかかわるようなもの，専門的知識がどんどん新しくなるような分野についての利用には注意が必要である．また，とくに看護師が臨床現場で取り扱う情報は機微性の高い情報が多いため，プライバシーにかかわるような情報を，ChatGPT にそのまま入力する，という行為は現時点では個人情報保護や倫理的観点から避けなければならない．

　2023 年に入り，多くの企業や団体が日本語に特化した大規模言語モデルの構築やそれに基づくサービスを公表しており，より身近な存在になってきているため，安全に利用できる医療分野の用途に特化したテキスト生成系 AI が登場するかもしれない．仮にさまざまな課題を乗り越えて，テキスト生成系 AI を臨床看護の分野で応用できるとしたら，臨床での診療記録や各種医療文書の作成支援，患者の状態や抱える問題点に応じた介入計画作成，社会資源や行政サービスの利用に関する提案を得るなど，看護師の思考を手助けし，業務上の負荷を軽減できるような利用法が可能になると考える．

引用文献

1) 東京大学：生成系 AI（ChatGPT, BingAI, Bard, Midjourney, Stable Diffusion 等）について.
https://utelecon.adm.u-tokyo.ac.jp/docs/20230403–generative-ai（2023.8.17 参照）

第**7**章 コラム集

コラム1 米国の看護情報学教育の歴史と現状

比較的早くから医療や看護にコンピュータが導入されていた米国であるが，看護情報学の大学・大学院教育が始まったのは 1980 年代の終わり頃である．そのため，病院などで医療情報システムの構築などに以前から携わっていた看護師は，自らの看護という専門性を基盤として，その上に独学で情報科学やコンピュータ技術について学んでいた．

　米国で最初の看護情報学の大学院教育をスタートしたのは，**メリーランド大学**であり，1988 年にキャロル・ロマノ（Romano CA）とバーバラ・ヘラー（Heller B）によって始められた．看護に期待される役割と病院に整備されているシステム環境を基に，看護情報学上のニーズを詳細に調査し，さらには実際の教育を支える環境（実習等が可能な病院の数と教育指導を担うことのできる人材等）を考えて，確実にそれらのニーズに応えていくための**修士課程の教育カリキュラムを構築**した [1]．その 2 年後にはユタ大学にも看護情報学の修士課程が設置され，看護のデータを情報化し，看護実践の意思決定に役立てられるようにすることを目指した教育が始まった．しかし，その後は，政府の予算削減等により教育課程の普及・拡大速度は遅くなり，近年になって，看護における看護情報学教育の必要性の認識が高まるとともに，大学院において看護情報学を提供する大学も増えてきた．

　マクニール（McNeil BJ）らが 2001 年に全米の看護系大学について行った調査によれば，看護情報学に関する大学院カリキュラムの中心的な内容は，**電子化された情報源へのアクセス**と**情報システムの利用における倫理性**の 2 つである [2]．一方，学部レベルでの看護情報学教育では，同じくこの 2 つが約半数の大学で提供されているが，**EBN** に関する内容も約 4 割の大学で教えられていたが，用語の標準化などについての基準はあまり教えられていなかった．

<引用文献>

1) Romano CA, Heller B：A Curriculum Model for Graduate Specialization in Nursing Informatics. Computers and Medicine. Nursing and Computers An Anthology, 1987-1996 (ed. by Saba VK, Pochlinton DB, et al.). pp538-545, Springer, 1998.
2) McNeil BJ, Elfrink VL, et al.：Preparing Student Nurses, Faculty and Clinicians for 21 st Century Informatics Practice: Findings from a National Survey of Nursing Education Programs in the United States. Stud Health Technol Inform, 107(Pt 2)：903-907, 2004.

コラム2　わが国の看護情報学教育の現状

 　　1章に示したように，わが国においても看護基礎教育における ICT の活用，および根拠に基づ
く看護を提供するための情報を収集する能力の必要性はうたわれてきている．古川ら[1]によれ
ば，ほとんどの看護教育機関で情報学教育が行われているが，看護の特殊性を踏まえた看護情
報学教育は，まだ一部に留まっているようである．大学院レベルでの看護情報学（あるいは，保健医療情報学）
の体系的な指導を見てみると，大阪公立大学，聖路加国際大学，東京有明医療大学，東京保健医療大学，兵庫県
立大学，東京情報大学（ただし，大学院総合情報研究科でヘルスケア情報に関して）などまだ限られている（看
護情報学を配している大学院はこれ以外にもあるが）．

　一方，2018 年までは日本看護協会が，認定看護管理者養成講習会（ファーストレベル，セカンドレベル）用
のテキストとして「看護情報管理論」を編纂していたが，現在は経営資源管理論の一部として吸収されてしまっ
た．著者らは長年にわたりこの講習会に携わってきたが，看護基礎教育課程で不足していた看護情報学の教育を
補う貴重な機会であった．このような継続教育の改変は，米国看護師協会と比べるまでもなく，わが国の看護協
会における看護情報学教育の重要性の認識の低さ，さらには，関係機関が看護情報学の重要性を正しく認識でき
ていないことを物語っていると言わざるをえない．

　なお，看護情報学の領域からは外れる部分があるが，日本医療情報学会は，医療情報技術の専門的人材の育成
に取り組み，2003 年に「**医療情報技師**」の能力検定試験制度を発足し，2007 年には「**上級医療情報技師**」を
創設した．どちらも基本的に「情報処理技術」と「医学・医療」，そして，「医療情報システム」の 3 つの柱か
らなる知識・技術，および，コミュニケーション，協同，調整能力にかかわる資質が求められている．

　この医療情報技師に求められる能力は，ライリー（Riley JB）とサバ（Saba VK）の**看護情報教育モデル（NIEM）**
（表 7-1）[2] に示される能力と多くの部分で一致していると考えられる．いまから 20 年以上前になるが，メリー
ランド大学メディカルシステムやプリンストンメディカルセンターなどで，はじめて看護情報スペシャリストの

表 7-1	NIEM に基づく学部レベルで学ぶコンピュータ知識，技術
ステップ	コンピュータ知識，技術の内容
第 1 段階	・コンピュータの概要 ・コンピュータの構成要素：ハードウェア，ソフトウェア ・ワープロソフト：パソコンを利用した文書の作成 ・文献検索の仕組みと実際
第 2 段階	・情報システムの概要 ・情報システムに基づく患者記録，看護記録 ・電子化された患者記録の社会的・法的・倫理的問題 ・コンピュータ支援教育（CAI）プログラム，双方向ビデオ教材の活用
第 3 段階	・より高度なソフトの使用 ・情報システムを利用した看護記録の作成：与薬，生体信号モニターの利用と記録 ・看護計画の立案のためのシステムの利用 ・患者教育への活用と評価
第 4 段階	・患者ケアデータの取りまとめ ・患者ケアの分析 ・患者ケアの質保証プログラムへの参加 ・情報システムの活用 ・ハードウェアとソフトウェアの評価 ・倫理基準に基づく実践

活躍を見たとき，システムエンジニアとしての能力の高さに驚くとともに，看護職としてそこまでコンピュータ技術に精通することが必要かどうかを疑問に感じたことを思い出す．しかし，今日の医療における ICT 化の大きな流れや EBN を目指した看護のあり方を考えるとき，看護学，看護実践能力を基盤としながら情報科学，コンピュータ科学にも精通した人材の育成はきわめて重要であると考える．

　医療，患者に関わるデータの解析に，いわゆる AI（人工知能），さらには ML（機械学習），自然言語処理（NLP），深層学習（DL）などの技術も用いられるようになってきている．ANA（2022）は，看護情報学看護師や看護情報スペシャリストがそのような分野についても力を発揮することを期待している[3]．一般看護師の看護情報学についての基本的能力の修得とともに，看護情報学を専門とする看護師の育成が求められる．

＜引用文献＞
　1）古川亮子，遠山紗矢香：看護教育機関における情報学教育の実態把握．医療情報学, 41（4）：181-190, 2021.
　2）Riley JB: Educational Application. Essentials of Computers for Nurses, 2nd ed.（ed. by Saba VK, McCormick KA），pp558-562, McGraw-Hill, 1996.
　3）American Nurses Association: Nursing Informatics: Scope and Standards of Practice, 3rd Edition. p19, American Nurses Association, 2022.

コラム3　POS について

POS は **problem oriented system** の略であり，日本語では**問題志向型システム**と訳されている．この POS という考え方は 1964 年 Weed によって発表された．問題志向とは，患者のもっている問題を見つけ出し，問題ごとに整理して解決を図っていくやり方である．また，POS では記録の方法に重点を置き，記録のあり方を細かく規定している．

　POS で書かれる記録は POMR（problem oriented medical record；問題志向型診療録）と呼ばれ，もともとは医師の書く記録方式であった．看護師が書く記録はこれとは別に **PONR（problem oriented nursing record；問題志向型看護記録）** と呼ばれているが，考え方は同じである．POMR（PONR）には4つの要素がある．すなわち，データベース，問題リスト，問題ごとの計画，問題ごとの経過記録である．

　Weed は次のように述べている．「POMR を開発したのは，ケア提供者たちがかかわっている共同作業のプロセスに混乱をきたしていたからである．どのような分野であってもきちんとした問題解決を行うためには4つの基本的ステップ（**情報収集，問題の明確化，問題ごとの計画立案，計画の実行と結果のフィードバック**）が必要である．ケア提供者たちはこれらのステップを踏むよう組織立って機能しなければ，混乱は必然的に起こるものである」[1]．

　問題が何で，どうしてそれが問題なのかはっきりと述べられなければどうなるであろうか？　人によって記録の仕方がばらばらで，どこに何が書いてあるのかはっきりしなければどうだろうか？

　問題解決への取り組みは筋道立っていなければ，チームが一丸となって問題に取り組むことは難しい．さらに，雑然とした記録では，医療者が行ったアセスメントやケアを**監査**（**オーディット**：適切に行われているかチェックすること）することができず，ケアの質の向上が難しくなる．また，説明責任も果たすことができない．

＜引用文献＞
　1）Weed LL : Enforcing Standards for Inputs to the Electronic Medical Record
　　https://pdfs.semanticscholar.org/d976/df5ea3ba4e19c6fc62ef9c2fb94eda9d747b.pdf

コラム4　**実践の証明としての看護記録**

看　護記録には，よりよい医療・看護サービスを提供するためのツールという側面だけではなく，行った看護ケアを証明するという本来的な役割があることを忘れてはならない．

　医療法では看護記録の保存期間を2年と定めている．これは看護記録が医療・看護サービスの証明として重視されていることを示している．そのような証明がとりわけ重要となるのは，法的証拠としての側面と診療報酬算定上の側面である[1]．

　法的側面では，医事紛争になったときに，どんな看護を行っていたかを証明するのが記録となる．医事紛争とは，患者やその家族が提供された医療・看護サービスに対して，損害賠償請求を含む苦情の申し立てをすることである．こうした場合，適切に看護を行っていたことを証明しなければならないが，その証明として最重要なのが記録である．たとえば，褥瘡の発生に関して訴訟になることがあるが，このとき看護が適切に行われていたことを証明するのが看護記録となる[2]．もし，体位変換を実際に2時間おきに行っていたとしても，体位変換をした記録がまったくなければどうだろうか，1日に12回行った記録がなければいけないところを記録の不備で6回しか記載がなかったらどうだろうか．紛争となってから2時間おきにやっていたと後から述べたとしても信用される可能性は低くなる．

　診療報酬に関連して，病院や診療所が患者や健康保険から収入を得るためには，満たさなければいけない条件が定められている．この条件を満たしていることを証明することが記録の**診療報酬算定上の側面**にかかわる．たとえば，清拭や陰部洗浄を行った記録が適切になされていなかったら，十分な看護をしているとみなされるであろうか．記録がなければ，後になってやっていると判断するのは困難である．

　以上のように看護記録は重要な役割を担っているが，現場からよく聞くのは，看護記録を書くことによって，看護ケアの実践に割く時間が削られるとの嘆きである．しかし，いざというときになって自分や組織を守るのが記録であることを肝に銘じておく必要がある．

＜引用文献＞
1）公益社団法人日本看護協会：看護記録に関する指針．p.8, 公益社団法人日本看護協会, 2019.
2）福田友洋：医事紛争に強いカルテ・看護記録を考える．病院安全教育, 2（1）：12-15, 2014.

コラム5　**ICNP について**

I　CNPとは，**看護実践国際分類（International Classification for Nursing Practice）** の略であり，**国際看護師協会（ICN）** が1989年から始めたプロジェクトである．

　ICNPの目的は，「看護実践を記述するための共通用語を確立すること」である．これによって，世界中の看護システムや保健情報システムから得られるデータが相互に関連づけられ，看護の研究を促進することができる．そして，患者のニーズ，資源の活用，看護ケア・アウトカムの動向を予測し，保健医療政策に反映させることを目指している[1]．

　ICNPは，世界中の国々で利用されることを目標として掲げている．そのため，世界規模でのICNPの普及・活用・促進，およびICNP開発に関連した活動を推し進めている．また，国際的な用語集との互換性や補完性についてつねに関心を払っており，WHO国際疾病分類（ICD），ならびに**国際標準化機構（ISO）** およびその関連団体などとの調整を行っている[2]．

2021 年 9 月には，SNOMED CT に統合されることとなった．

(1) ICNP の構造

ICNP v2019 は，表 7-2 のように 7 つの軸に分かれている用語集で，それぞれの軸から用語を抜き出し，組み合わせることによって，看護診断，看護行為，看護成果を表現できるようになっている（表 7-3）．

たとえば，「気管の痰をカテーテルで吸引する」という看護行為は，焦点の軸から「痰」，行為の軸から「（器械）吸引する」，手段の軸から「カテーテル」，位置の軸から「気管」を抜き出し，この 4 つの用語を組み合わせて表現する（表 7-4）．そして，2008 年から，それらを組み合わせた看護診断・成果，看護行為のセットを公表しており，2019 年には，925 の看護診断・成果，1,584 の看護行為が公表されている．

(2) ICNP の活用

日本国内で使用されている看護用語集 A とスペイン語の用語集 B を比較することを考えてみる．それぞれの用語集の用語を一つひとつ翻訳していけば，互いに比較することは可能であるが，日本語－スペイン語という翻訳が必要となる．ここにドイツ語の用語集 C が追加されれば，さらに翻訳が必要となる．もし，それぞれの用語集が ICNP へ対応づけ（**マッピング**）されていれば，互いの用語集は ICNP のコードで比較することができる．現在のところ，ICNP はこのようなクロスマッピングのために利用されることが想定されている．

表 7-2　ICNP 2019 version の用語数

軸	用語数	例
行為（Action）	235	クライアントに対して，またクライアントが行った意図的なプロセス（例：教育，交換，施行，監視）
クライアント（Client）	32	看護診断の当事者で，看護活動の受け手となる対象（例：新生児，介護者，家族，コミュニティ）
焦点（Focus）	1,434	看護と関連性のある関心領域（例：疼痛，ホームレス，排泄，寿命，知識）
判断（Judgement）	45	看護実践の焦点に関連した臨床的所見または臨床的判断（例：レベルの低下，危険性，増強，中断，異常）
位置（Location）	261	看護診断または看護活動の解剖学的および空間的位置付け（例：後方，腹，学校，コミュニティ保健センター）
手段（Means）	353	看護活動を達成するための方法（例：包帯，排尿トレーニング法，栄養士のサービス）
時間（Time）	70	ある事柄が発生する時点，期間，場合，間隔，持続期間（例：入院，出産，慢性）

表 7-3　看護診断，看護行為，看護成果の用語表現方法

看護診断や看護成果を表現する場合
1. 焦点と判断の軸の用語を必ず 1 つずつ含める
2. 必要があれば，いずれかの軸（焦点と判断の軸も含む）から用語を加えてもよい

看護行為を表現する場合
1. 行為の軸から 1 つの用語を選ぶ
2. それ以外の軸から対象を選ぶ．対象は行為以外の軸であればどの軸でもよい
3. 必要があれば，いずれかの軸（行為の軸）から用語を加えてもよい

表 7-4　**ICNP の軸と表現方法**

		行為	クライアント	焦点	判断	位置	手段	時間
看護診断	家族の治療計画管理能力障害		10007554 家族	10000068 治療計画管理能力	10012938 障害			
看護介入	気管の痰をカテーテルで吸引	10011821 器械吸引		10018717 痰		10019922 気管	10004087 カテーテル	
看護成果	便秘の減少			10004999 便秘	10005616 減少レベル			

（3）ICNP の今後について

　前述のように，2021 年 9 月に ICNP は SNOMED CT に統合されることとなった．これにより，看護の標準用語としての ICNP が医学用語体系の一部としてしっかりと位置づけられ，世界的には SNOMED International（SNOMED CT の運営母体）を通じた利用範囲の拡大が進むことが期待される．一方で，SNOMED CT には厳しいライセンス規約があり，SNOMED International のメンバー国になっていない日本においては，電子カルテ等への導入に際して個別ライセンス契約が必要となる．これは，SNOMED CT の使用に関する契約を結んでいない他国においても同様であり，今後の ICNP の利用に大きな支障が生じることが懸念されていた．このことについて 2023 年 7 月に開催された ICN2023 モントリオール大会の ICNP シンポジウム（看護実践と管理，看護教育と研究における標準看護用語の活用による患者の安全の向上をテーマとしたシンポジウムであり，ポルトガル，ノルウェー，韓国，およびアイルランドの取り組みが紹介された）の機会を利用して，ICNP プロジェクト担当者に尋ねた．その結果，ICNP から公表されている ICNP 実装技術ガイド[3] に示されるように，ICNP を SNOMED CT の使用に関する契約がなくても利用できることが確認された．現在，ICNP ホームページ[4] から，CSV フォーマットであるが，SNOMED CT にタグ付けされた ICNP の診断や介入用語がダウンロードできるようになっている．なお，ICNP を単独で研究，教育目的で利用する場合，使用料は無料だが事前の申請書の提出が必要であり，これら詳細についてもホームページに示されている．

<引用文献>
1) 国際看護師協会〔編〕，日本看護協会「看護実践国際分類第 1 版日本語版作成ワーキンググループ」〔監訳〕：ICNP®（看護実践国際分類）第 1 版日本語版．日本看護協会出版会，2006.
2) International Council of Nurses : International Classification for Nursing Practice Version 2019. ICN, 2019.
3) International Council of Nurses : Technical Implementation Guide. ICN, 2021.
   https://www.icn.ch/sites/default/files/inline-files/ICNP%20Technical%20Implementation%20 Guide_0.pdf
4) International Council of Nurses : ICNP Download.
   https://www.icn.ch/how-we-do-it/projects/ehealth-icnptm/icnp-download/icnp-download（2023.8.31 参照）

コラム 6　**看護行為用語分類について**

　看護行為用語分類は，日本看護科学学会看護学学術用語検討委員会が 2005 年にまとめた，わが国で最初と言える看護行為についての用語体系である[1]．看護行為を観察・モニタリング，基本的生活行動の援助，身体機能への直接的働きかけ，情動・認知・行動への働きかけ，環境への働きかけ，医療処置の実施・管理の 6 つの領域に分類し，全部で 211 の行為について，①定義，②対象の選択，③

表 7-5 ● 看護行為用語分類の定義例―食事介助・摂食介助（コード 2 B 0201）

Ⅰ．定義 　食物や水分を自分で口に運ぶことができない人，うまく咀嚼・嚥下できない人に，自分で食べるのと同じように代わりに口に運び，その人が安全に咀嚼・嚥下できるようにすること． Ⅱ．対象の選択 ・顔面神経麻痺のある人 ・視機能の障害（視力障害，視野障害）の適応不十分な段階 ・上肢の機能障害の適応不十分な段階 ・頸髄損傷（C4 ～ T1），対麻痺で手が動かない人，片麻痺で利き手交換を行う準備段階 ・上肢の振戦がある人（パーキンソン病，パーキンソン症候群，平衡感覚異常，等） ・頸椎固定術，等の術後に，頸部の絶対安静を要する人 ・嚥下機能に障害のある人（反回神経不全麻痺，仮性球麻痺） ・自分で食べる意志のない人，鬱状態，等の精神疾患 ・口腔内障害のある人 ・体力の消耗した人 ・〈禁忌〉開口する意志がない人，誤嚥する危険性が高い人 Ⅲ．方法の選択にあたって考慮する点 ・食べ物の形態：普通，軟食，きざみ，つぶし，ペースト，液体（トロミ食，流動） ・食べ物の条件：治療的制限（無菌食，カロリー・塩分制限，アレルゲン），温度 ・使用用具：フォーク，箸，スプーン，ストロー，吸い飲み ・食事時の姿勢・体位 ・食べ方の順序の好み（ご飯から食べたい，汁物からのみたい，等），安全性から考えて問題がなければ尊重する ・その人にあった食事に適した環境を尊重する	Ⅳ．実施に伴って行うこと 　1．観察・確認 （実施前）推奨量もしくは制限量の食事量であるか （実施中）ムセ，食欲，摂取量，嘔気，嘔吐，舌の動き，食べこぼしの状況 　2．安全策 ・吸引器の準備，食事の温度 ・頭部後屈を避ける，嚥下のタイミングを合わせる，等 　3．照会・報告・対策 ・誤飲・誤嚥が起こった時，発熱した時 ・食塊による気道閉塞が起こった時 ・頻回のムセが見られるようになった時 ・異常呼吸音が聴取される時 　4．対象への教育：なし 　5．心理的支援 ・楽しい食事のための雰囲気づくりをする Ⅴ．期待される成果 ・ムセがない ・誤飲，誤嚥がない ・窒息が起きない ・満足感が得られる ・おいしく食べられる ・楽しく食べられる ・満腹感がある ・栄養所要量が充足される ・食欲がわく ・自分で食べようとする ・生きる意欲につながる ・生きている実感がある Ⅵ．同義語 なし

（日本看護科学学会看護学学術用語検討委員会〔編〕：看護行為用語分類―看護行為の言語化と用語体系の構築．pp84-85．日本看護協会出版会，2005 を基に作成）

方法の選択にあたって考慮する点，④実施に伴って行うこと，⑤期待される成果，および⑥同義語の 6 つの枠組みから定義を与えたものである．用語体系としては，概念の体系よりも行為用語の分類に着目したものであり，classification（分類体系）と位置づけられる．しかし，この用語集は単に看護用語の標準化を超えて，看護と介護の明確な区別を目指し，病院ごと，看護師ごとに勝手に記述されている看護実践を，共通の用語で，かつ，対象の人間性を尊重しながら，看護としての専門性と安全性を確保できるような看護行為として，定義したものである（表 7-5）．看護の基礎教育においては，標準的な看護行為を学生に提示するのに活用でき，また，病棟においては，看護記録の電子化なども念頭に置いた看護行為用語の標準化などに活用できると考えられる．開発されて 10 数年経過している用語集ではあるが，看護における価値はまだ十分に高いと考える．

＜引用文献＞

　　1）日本看護科学学会看護学学術用語検討委員会〔編〕：看護行為用語分類―看護行為の言語化と用語体系の構築．日本看護協会出版会，2005．

コラム7　看護ミニマムデータセット（NMDS）

準用語で看護を記述することは，看護師同士はもとより，チーム医療における看護実践の共通理解のための大きな一歩である．電子カルテシステムなどが導入され，看護計画や看護経過記録などがそのなかに記録できる施設が多くなっているが，次の質問の答えを電子カルテシステムからすぐに導ける施設はどれだけあるだろうか．

・あなたの病棟で最も多い看護問題はなんですか？

・どのような看護ケアが提供されていますか？

・患者の看護問題は，退院時にどこまで改善されていますか？

・患者ごとに，入院から退院までどれくらいの看護量（看護師の数と時間）が投入されていますか？

　これが，ある病棟の1日だけのことなら，調べるのも容易かもしれない．しかし，1カ月間の集計だったら，1年間だったら，さらには，病院全体について尋ねられたら？　これらの問いは，ひとりの患者に対する看護を振り返る（ケースカンファレンスなどの）ための看護情報の活用とは異なるものであり，かつてはあまり注目されていなかった．しかし，その結果として看護は，看護師不足などの問題を定量的な根拠とともに示すことができず，それらの問題を政策に十分反映させることができていなかった．看護の素晴らしい成果を社会に対して，またほかの医療専門職に対して具体的に（定量的に）示すことが求められてきた．

　米国ではすでに30年以上も前にそのためのデータセット（データベースの枠組み）が提案された．**看護ミニマムデータセット**（nursing minimum data set: **NMDS**）である．1977年にイリノイ大学看護学部で開催された看護情報システム会議ではじめてこの概念が報告され，その後のWerleyらの努力によって，1985年の会議（NMDS会議）で正式に看護ミニマムデータセット（NMDS）として認められた[1]．看護上のデータを施設（病院）間や地域間，あるいは国や時間を超えて比較できるようにするとともに，医療者以外に，地域や国レベルの行政・立法組織，保険機関，研究にかかわる人々にも役立つものとすることを目指した．そして，データ抽出における正確さや効率などを考慮して，3つの要素からなる16の項目がデータセットを構成する具体的な項目として精選された．

1）看護ケアについてのデータ[*1]（看護診断，看護介入，看護アウトカム，看護ケア度[*2]）

2）患者に関する人口統計学的データ（患者ID，生年月日，性別，人種および民族，住所）

3）サービスに関するデータ（施設番号，患者の保健医療記録番号，入院（ケアの開始）日，退院（ケアの終了）日，担当看護師の登録番号，患者の転帰，医療費支払者）

　ただし，米国ではこのデータセットを構築する法的根拠がなかったために予算がつかず，一部の研究目的の構築があるのみで実用化に至らなかった．一方，米国以外では，ベルギーが1988年に法制化し，国が配分する病院予算の決定や一部の施設ではあるがスタッフ配置の検討に活用しており[2]，また，オーストラリアでは地域看護活動における標準化された比較可能な情報収集のために「地域看護NMDS」が検討され，英国やオランダで

[*1]　看護診断や看護介入などの「看護ケアについてのデータ」は，病院であれば入院時から退院時までの期間をまとめて患者1人につき1件のデータとして作成する（その都度データが入力される電子カルテとは情報のきめの細かさが大きく異なっている）．

[*2]　看護ケア度とは，看護職の種類（看護師・准看護師・看護助手）ごとに患者の看護のために投入された時間数の合計，すなわち看護の人的資源の量を示す．

もそれぞれ独自に NMDS の構築準備が進んでいる．EU から資金援助を受けた **TELENURSE プロジェクト**では，看護用語の体系化（ICNP の活用など[*3]），看護診断，看護介入などの記録システムの開発とともに，NMDS の構築などを重要な活動のひとつとして位置づけている[3]．さらに，近年になって，EU を中心とする国々の医療体制の違いなどを記述する項目を NMDS の枠組みに追加して再構築された international NMDS（iNMDS）が国際看護師協会（ICN）や国際医療情報学会看護情報専門部会（IMIA NSIG）の支援を受けて進んでいる．徐々にではあるが，NMDS の有用性が理解され，実用化が始まってきた．

　なお，NMDS の概念を基に，患者ケアのコスト，患者満足度，ケアの質と結びついた看護アウトカムを評価するための項目によって構成された看護管理ミニマムデータセット（NMMDS）という，もうひとつのデータセットも開発されている．

　NMDS の「minimum」という中心的な概念は，最小限のデータ（情報の粒度が粗いデータ）でも，きちんと項目を絞り込み，積み重ねれば，貴重な情報をもたらしてくれることを示している．

<引用文献>

1）Werley H, Ryan P: The Nursing Minimum Data Set (NMDS): A Framework for the Organization of Nursing Language. Nursing Data Systems：An Emerging Framework (ed. by American Nurses Association). pp19-30, Washington DC, American Nurses Publishing, 1995.
2）Sermeus W, Delesie L, et al: Updating the Belgian Nursing Minimum Data Set: Framework and Methodology. Stud Health Technol Inform, 93：89-93, 2002.
3）Goossen WT, Epping PJ, et al: A Comparison of Nursing Minimal Data Sets. J Am Med Inform Assoc, 5(2)：152-163, 1998.

[*3] ICNP コンソーシアム（ICN 認証 ICNP 研究開発センターの連絡会議）などで，委員から報告されている．

日本語索引
● 50音順

英数字索引

エッセンシャル看護情報学 2024年版　　ISBN978-4-263-71067-8

2006年5月20日　第1版第1刷発行
2014年3月20日　第2版第1刷発行
2020年8月25日　第3版第1刷発行
2022年1月20日　第4版第1刷発行（改題，年度版化）
2023年1月20日　第5版第1刷発行
2024年1月20日　第6版第1刷発行

編著者　太　田　勝　正
　　　　前　田　樹　海
発行者　白　石　泰　夫

発行所　医歯薬出版株式会社

〒113-8612　東京都文京区本駒込1－7－10
TEL.（03）5395-7618（編集）・7616（販売）
FAX.（03）5395-7609（編集）・8563（販売）
https://www.ishiyaku.co.jp/
郵便振替番号 00190－5－13816

乱丁，落丁の際はお取り替えいたします　　　印刷・あづま堂印刷／製本・明光社
© Ishiyaku Publishers, Inc., 2006, 2024. Printed in Japan